Klaus Krauth
Die Ohrkerze in Theorie und Praxis

Die alternative Therapieform

Blue Anathan Verlag

Die Ohrkerze in Theorie und Praxis
ISBN 3-931330-03-6

1. Auflage August 1995
2. Auflage November 1996 überarbeitet
3. Auflage März 1998

Verlag:	Blue Anathan Verlag
	Stockäckerstr. 5, 78727 Bochingen
	Tel. 0 74 23 / 83 0 62 Fax / 83 0 63
Autor:	Klaus Krauth
	Hauptstr. 48, 72175 Dornhan - M'z
Satz:	Andreas Krauth
Titelbild:	Andreas Krauth
Illustrationen:	Klaus Krauth
Belichtung:	Satztechnik Stooß, Hechingen
Druck:	Pohland, Augsburg

Die hier vorgestellte Behandlungsmethode wurde nach bestem Wissen und Gewissen dargestellt und erhebt keinen Anspruch auf absolute Vollständigkeit und Richtigkeit. Dieses Buch ersetzt keinen medizinischen Rat und der Verlag, sowie der Autor, übernehmen keinerlei Haftung für Schäden, die sich aus dem Gebrauch oder Mißbrauch dieser Behandlungsmethode ergeben. Fehler aller Art, so wie Änderungen sind vorbehalten.
Das Vervielfältigen, sowie Veröffentlichungen in kommerziellen und privaten Medien, auch auszugsweise, nur mit schriftlicher Genehmigung des Verlags.
Die in diesem Buch vorgestellten Ohrkerzen sind durch den Autor und Hersteller rechtlich geschützt. Nachahmungen werden rechtlich verfolgt.

Vorwort

Mit Freude habe ich das Buch von Herrn Klaus Krauth „Die Ohrkerze in Theorie und Praxis" gelesen. Da es über diese Heilmethode kein entsprechendes Fachbuch gibt, war ich erstaunt und sehr beeindruckt mit welcher Intensität der Verfasser und Autor Recherchen, sogar über die frühesten Behandlungen mit dieser heilsamen Therapie, angestellt hat - wie im 2. Kapitel des Buches interessant beschrieben.

Nun, während meines Heilpraktikerstudiums sprach man auch von „Ohrpfeifen" entsprechend dem geschilderten Rauschen im Ohr, durch den „Kamineffekt" der Kerze - sehr anschaulich im 7. Kapitel dargestellt.

Jüngere Menschen, vertraut mit dem Walkman im Ohr, stehen dieser Therapie sehr offen gegenüber. Leider wurde jahrelang durch moderne Apparatemedizin viel altes Heilwissen verdrängt und so haben ältere Patienten manchmal ein skeptisches Verhalten gegenüber dieser Behandlungsart.

Jedoch würde man endlich entsprechende Literatur - wie dieses unterhaltsam geschriebene Buch - dem Patienten anhand geben, viel Aufklärungszeit bliebe uns erspart!

Wie lange es dauern kann bis - gemäß der Konstitution des Patienten - Beschwerden auftreten können und wie viel Zeit und liebevolle Mühe es kostet Behandlungserfolge zu erzielen, ist im 9. Kapitel geschildert, so daß jeder Leser des Buches für sich entscheiden kann, was zu tun ist um seine Gesundheit zu erhalten.

Selbst in der Psychotherapie kann man so manches erfreuliche Behandlungsergebnis mit der entsprechenden Ohrkerze erzielen - allerdings auch abhängig von der Anwendungshäufigkeit!

So kann man dem Autor zu dem gelungenen Buch nur gratulieren und wünschen, daß es in die Fachliteratur, als beständiges Werk eingereiht wird.

Pulheim, im Juli 1995

Rosemarie Großhäuser
<u>Heilpraktikerin & Psychotherapeutin</u>

Inhaltsverzeichnis

1. KAPITEL *8*
Einleitung

2. KAPITEL *13*
Geschichtliches

3. KAPITEL *15*
Warum werden wir krank?

4. KAPITEL *17*
Aufbau und Herstellung der Ohrkerze

5. KAPITEL *19*
Inhaltsstoffe und Wirkungsweise von Kräuter und Kräutermischungen, die in der Ohrkerze verwendet werden

6. KAPITEL *22*
Beschreibung und Wirkungsweise von Ohrkerzen, die verschiedenartig hergestellt werden

7. KAPITEL *25*
Wirkungsweise der Ohrkerze auf unseren Körper

8. KAPITEL *29*
Wirkungsweise der Ohrkerze auf Organe und die Psyche

9. KAPITEL *32*
Beratung und Information über die Ohrkerzentherapie

10. KAPITEL *35*
Nebenwirkungen der Ohrkerzentherapie

11. KAPITEL *37*
Was benötigen Sie zur Ohrkerzenbehandlung?

12. KAPITEL *42*
Wie führe ich eine Ohrkerzenbehandlung durch?

13. KAPITEL **50**
Ohrmassage - Kurzanleitung
Was ist eine energetisch leitende Creme

14. KAPITEL **52**
Vorschläge zur Indikation der Ohrkerze

15. KAPITEL **56**
Wie teste ich: Eine Kurzanleitung für den Kinesiologietest

16. KAPITEL **59**
Begleittherapien zur Ohrkerzenbehandlung

17. KAPITEL **62**
Bachblüten und ätherische Öle mit der Ohrkerze

18. KAPITEL **63**
Behandlung von Kindern

18. KAPITEL **65**
Behandlung von Tieren

20. KAPITEL **69**
Fallbeispiele aus der Praxis

21. KAPITEL **78**
Wichtiges kurz gefaßt

LETZTES KAPITEL **79**
Zukunftsüberlegung
Zum Schluß ...

TABELLE **80**

PATIENTENKARTE **84**

PATIENTENBRIEFE **86**

EIGENE NOTIZEN **91**

1. KAPITEL
Einleitung

Durch eine Heilpraktikerin, die bei mir einmal die Ohrkerzentherapie anwendete, um einen entspannenden Einfluß auf meine Krankheit (Mehlstauballergie und Bäckerasthma) zu erzielen, kam ich mit dieser Behandlungsart zum ersten mal in Kontakt. Damals hatte ich von der Existenz der Ohrkerze keine Ahnung. Ich war von der Behandlung sehr angenehm überrascht, da sie mir doch etwas Erleichterung und besseres Wohlbefinden brachte.

Während meiner Umschulung, zum Masseur und medizinischen Bademeister, lernte ich die Grundbegriffe der Medizin kennen und bekam dadurch auch Einblicke in Krankheiten und deren Ursachen. Nebenbei beschäftigte ich mich immer mehr mit der Naturheilkunde und stieß in diesem Zusammenhang wieder auf die Ohrkerze. Schließlich setzte ich mich dann mehr und mehr mit dieser Therapieform auseinander.

Gegen Ende meiner Ausbildung verwendete ich einen Teil meiner Freizeit dafür, die ersten Ohrkerzen selbst herzustellen. Es war ein recht mühsames Unternehmen. In mehreren Büchereien und Bibliotheken suchte ich nach brauchbarem Wissen, doch da war leider nichts zu finden.

Ich besorgte mir Bienenwachs und Baumwollstoff, sammelte in der freien Natur brauchbare Kräuter und wagte die ersten Schritte. Es war ein Weg mit vielen Hindernissen, bis ich nach ca. drei Monaten die ersten zufriedenstellenden Ohrkerzen hatte.

Mehrere Versuche waren weiter nötig, um die richtige Mischung und auch die Auswahl der einzelnen Kräuter und Gewürze zu bestimmen. Dabei half mir das Erarbeiten und Studieren von Kräuterbüchern, sowie auch das anthroposophische Wissen über Heilpflanzenkunde, deren Erntezeiten und Aufarbeitungsmethoden.

Die von mir hergestellten Ohrkerzen wurden zunächst in der Familie und im näheren Bekanntenkreis ausprobiert, so hatte ich die Gelegenheit, diese bei verschiedenen Krankheitssymptomen zu testen und zu erproben. Der Erfolg blieb nicht aus und gab mir Aufschwung, die Ohrkerze in ihrer Anwendung, sowie in ihrer Wirkungsweise weiter zu erkunden.

Meine erste offizielle Ohrkerzenbehandlung führte ich an einer Ordensschwester, während meines Klinikpraktikums in einem Sanatorium für Naturheilverfahren durch, sie litt an einer chronischen Sinusitis. Nach drei Behandlungen, innerhalb einer Woche, war sie beschwerdefrei.

Da die Ohrkerzentherapie niemandem dort bekannt war, sprach sich der Erfolg sehr schnell herum. Daraufhin bat mich die Sanatoriumsleitung, diese physikalische Therapie dem Publikum, am Tag der offenen Tür, vorzuführen. Es war für mich die erste öffentliche Vorführung vor einem breiten Publikum, dem ich meine damaligen Erfahrungen und Erkenntnisse über die Ohrkerzen berichten und demonstrieren durfte.

Diese Vorführung fand in der Presse, sowie bei der Bevölkerung, ein hervorragendes Echo. Hier wurde mir zum ersten Mal

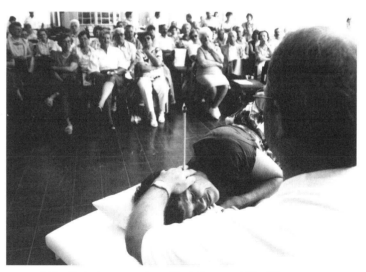

Abb: Bei einem meiner Vorträge und Vorführungen

bewußt, daß ein großes Interesse an natürlichen Heil- und Therapiemethoden in der Bevölkerung bestand. Ja, es sollten noch weitere Vorträge und Vorführungen folgen !

In den darauffolgenden Tagen kamen sehr viele Anfragen an das Sanatorium und an mich heran. Man fragte nach, wo man eine solche Ohrkerzentherapie bekommen könne. Leider mußte ich die Patienten vertrösten, denn mir war nicht bekannt wer außer mir diese Therapieform in der nähe anwendete.

Nach einer Beratung mit der Direktion und der Leitung des Sanatoriums, beschloß man, die Ohrkerzentherapie in der physikalischen Abteilung anzubieten. So wurde ich beauftragt, die Ohrkerzentherapie innerhalb des Sanatoriums durchzuführen und interessierte Patienten zu beraten.

Für mich begann ein neuer Abschnitt in meiner beruflichen Laufbahn. Patienten mit chronischen Krankheiten wie Nasenpolypen, Sinusitis, Tinitus Gesichtsneuralgien und Gleichgewichtsstörungen kamen zu mir und baten mich um Hilfe.

Die meisten Patienten waren seit langer Zeit in ärztlicher, aber erfolglosen Behandlungen. Ich bekam immer wieder von den Patienten zu hören, daß sie nur Schmerzmittel oder betäubende Arzneimittel bekämen und sie müßten so mit dieser Krankheit weiter leben.

Obwohl ich keinem Patienten einen Erfolg versprechen konnte, waren alle bereit einen Versuch zu unternehmen. Die meisten Patienten verspürten schon nach drei bis vier Behandlungen leichte Besserungen. Nach weiteren Behandlungen berichteten die Patienten, daß zum Teil die Symptome erträglicher wurden und bei einigen waren sogar die Symptome verschwunden.

Dieser Erfolg hatte sich bald bei den Hauspatienten herumgesprochen und auch in der weiten Umgebung. Immer mehr Menschen kamen zu mir. Ich habe bis zu 90 Behandlungen pro Monat durchgeführt und die Erfolgsquote lag bei 80 bis 100%, je nach Krankheitssymptom. Einige Patienten haben nach fünf bis sechs Behandlungen, wegen des weiten Anreiseweges, ihre Behandlung zu Hause fortgesetzt. Die meisten blieben mit mir schriftlich und telefonisch in Verbindung. Somit konnte ich ihren weiteren Genesungsverlauf verfolgen und ihnen mit Rat zur Verfügung stehen.

Da weiterhin reges Interesse an der Selbstbehandlung gezeigt wurde, aber keine Literatur zur Verfügung stand, begann ich meine Erfahrungen, sowie die Behandlungsmöglichkeiten, niederzuschreiben. So entstand für den Selbstbehandler ein Leitfaden von zwei DIN A4 Seiten, mit einer Beschreibung, der von mir entwickelten sieben Ohrkerzensorten und deren Anwendung.

Ich wurde weiterhin von verschiedenen Organisationen gebeten, die Ohrkerzentherapie und deren Anwendungsformen vorzuführen. Diese Vorträge fanden großes Interesse in der Bevölkerung und waren sehr gut besucht. Von vielen Vortragsbesuchern wurde ich immer wieder gefragt, ob ich wüßte, wo man Bücher über die Ohrkerze bekommen könne. Da es keine Literatur gab, hat mich dies veranlaßt, meine persönlichen Erfahrungen, im allgemeinen Interesse, in diesem Buch zu veröffentlichen.

Ich bin der Meinung, daß der mündige Mensch (Patient) ein Recht darauf hat, diese Therapieform und deren Möglichkeiten und Grenzen kennenzulernen, es sollten keine Geheimnisse daraus gemacht werden.

Bei dieser Therapieform gibt es keine Geheimnisse und keine Tricks, wie manche vielleicht denken. „Die Geheimnisse" bestehen in der Erkenntnis der Naturgesetze und deren Anwendung, welche die alten Schamanen und Naturvölker besser verstanden, als die heutige, moderne, zivilisierte Weltbevölkerung.

Das vorliegende Werk möchte dem Leser die Methode der Ohrkerzenherstellung, sowie deren Hintergründe und Anwendung näherbringen und zugleich als Anregung und Praxisbuch verstanden sein. Einige weiterführende Themen sind zur Erläuterung und Verständlichkeit für den Unerfahrenen gedacht, um jedem interessierten und naturbewußten Menschen die Ohrkerzentherapie nahezubringen.

Es liegt in der Natur der Dinge, daß jedes neugeschriebene Buch niemals vollständig sein kann, auch ist eine gewisse Uneinheitlichkeit schwer zu vermeiden. Es werden auch immer wieder neue Erfahrungen und Erkenntnisse in Theorie und Praxis hinzukommen und somit wird eine alte, traditionelle Therapiemethode immer jung bleiben.

Die Skepsis gegenüber der Schulmedizin wächst stetig. So verwundert es nicht, daß eine Rück - und Umbesinnung auf natürliche Heilmethoden erfolgte. Die Neubewertung natürlicher Heilmethoden in unserer Zeit, führt zu ständig wachsendem Interesse. Seit der Existenz der modernen Medizin, gab es noch nie so ein großes Angebot von wieder neu entdeckten Naturheilverfahren, wie in der heutigen Zeit. Wir würden gut daran tun, uns das zunutze zu machen, was uns die Natur gibt, und das, was uns die „ Alten " überlieferten.

An dieser Stelle möchte ich auch allen danken, die zum Gelingen dieses Buches beigetragen haben, zum Wohl aller, die durch dieses Buch eine Hilfe finden und allen, denen wir damit helfen können.

Dornhan, im Mai 1995

Der Autor

2. KAPITEL

Geschichtliches

Der Ursprung der Ohrkerze ist aus heutiger Sicht nicht mehr ganz nachvollziehbar. Es steht fest, daß die Ohrkerze ein weitverbreitetes Ritual- und Zeremonienmittel war, das nur wenige Schamanen und deren Eingeweihte zur Herstellung und Anwendung berechtigte.

Ob es nun aus dem asiatischen oder aus dem mittel- und nordamerikanischen Naturbevölkerungsraum kommt, möchte ich dahingestellt lassen. Durch eigene Nachforschungen stellte ich fest, daß die Ohrkerze (Ritualstäbchen) sowohl im indonesischen, asiatischen, chinesischen Raum als auch hoch zum Ural ihr Ausbreitungsgebiet hatte. Im Gespräch mit einer deutschstämmigen Umsiedlerin, die einen meiner Vorträge besuchte (sie kam aus dem Uralgebiet) wurde mir erzählt, daß ihre Großmutter aus Baumwolle und Bienenwachs Tütchen formte und diese bei Ohrerkrankungen anwendete, sowie ich es in der Vorführung gezeigt hätte.

Im mittel- und nordamerikanischen Raum ist und war die Ohrkerze weit verbreitet. Sowohl die Mayas, als auch die Indianerstämme der Plains, kannten ihre Anwendung. Wie wir wissen, herrschte reger Handel zwischen den indianischen Volksstämmen. Auch der Handel zwischen dem asiatischen und indonesischen Raum ist uns, aus der frühgeschichtlichen Entwicklungszeit, bekannt.

Noch heute wenden die Pueblo-Indianerstämme die Ohrkerze mit ihrem naturheilkundigen Wissen an. Jeder dieser Stämme entwickelte im Laufe der Jahrhunderte seine eigene Kräuterzusammenstellung und Herstellungsverfahren.

Diese Indianer haben ein hochentwickeltes, kulturelles und spirituelles Gesellschaftssystem und leben im Einklang mit der Natur, woraus sie ihr naturheilkundliches Wissen schöpfen. Ihre Religion ist transzendent und durch die Wechselbeziehungen zwischen den Mächten des übernatürlichen Daseins, den Menschen und dem Land, durchdringt sie das ganze Sein.

Diese naturverbundenen Menschen finden alle Aspekte des Lebens und die soziale Struktur der Familie, Tiere und Pflanzen, unter dem Dach einer einheitlichen Weltanschauung. Sie sind ein friedliebendes Volk, mit hohem naturheilkundigen Wissen, das die Erde nicht ausbeutet.

1985 gelangten die ersten Ohrkerzen nach Europa und stehen seither im Dienste der alternativen und gesamtheitlichen Medizin. Die Ohrkerze hat sich inzwischen einen hohen Stellenwert in der Naturheilkunde errungen.

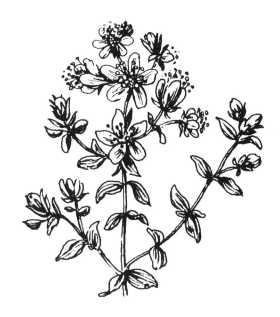

Johanniskraut

3. KAPITEL

Warum werden wir krank?

Wir leben heute in einer Zeit, in der die Gesundheit des Menschen zunehmender Aggression und Streß ausgesetzt ist. Die modernen Gesundheitssysteme sind nicht mehr richtig in der Lage, einen ausreichenden Gesundheitsschutz zu gewährleisten.

Wir werden für unseren Raubbau an der Natur und am eigenen Körper mit Naturkatastrophen und Krankheiten, in einem noch nicht dagewesenen Ausmaß, belastet. Wir Menschen sind nicht von unserem Schöpfer dazu erschaffen worden, all den Streß und Lärm, in unserer selbst erschaffenen, angeblich modernen Welt, zu ertragen.

Auf der ganzen Erde ist ein Umdenkungsprozeß im Gange, der zur natürlichen Lebensform, Ernährung und zu Naturheilmethoden zurückführt.

Hier ist jeder einzelne Mensch aufgefordert, selbst aktiv und mit Hilfe der Natur und ihren Heilmöglichkeiten, an der eigenen Gesundheit zu arbeiten.

Die Folge unseres Lebensstils ist eine zunehmende, krankhafte Störung der inneren Harmonie und das kippt unser biologisches Gleichgewicht. Der Körper und seine Organe werden nicht mehr richtig mit der nötigen Bioenergie versorgt. Es kommt zu einer energetischen Unterversorgung, der Mensch erkrankt an den zur Zeit anfälligsten Schwachstellen seines Körpers oder seiner Organe. Man könnte auch sagen, der kranke Mensch ist mit seinem energetischen Schwingungsfeld in Disharmonie geraten.

Auch die Folge von psychischen Streßfaktoren, falscher Ernährung, Überforderung des Körpers, sowie Tabletten, Alkohol, Nikotin und anderer Suchtmittel, führt auf Dauer zu körperlichen Erkrankungen.

Die meisten Erkrankungen kommen aus der gestörten Psyche (Seele) des Menschen. Dieses wußten schon Hippokrates,

Hildegard von Bingen und auch Dr. Bach, der seine Blütenessenzen auf die psychischen Erkrankungen ausgerichtet hat.

Hildegard von Bingen beschreibt in einem ihrer Bücher die 35 Tugenden und Laster, die uns die zerstörerischen oder die aufbauenden Kräfte geben. Sie geht davon aus, daß der Mensch zeitlebens diesen Einflüssen mehr oder weniger ausgesetzt ist.

Diese negativen, zerstörerischen Risikofaktoren, diese so oft geliebten Laster sind es, die uns krank machen und unsere innere Ordnung aus dem Gleichgewicht heben. Diese Erkenntnis hat auch heute mehr denn je Gültigkeit.

Die Ohrkerze ist eine von vielen Therapiemethoden, die durch ihren Einsatz und Wirkungsweise dabei behilflich ist, unseren gestörten Körper und den Organen die richtige Schwingungsenergie zurückzugeben, damit unser Körper seine Selbstheilungskräfte mobilisieren kann und so zur inneren Ordnung und Lebensweise zurückfindet.

Deshalb hier ein wichtiger Hinweis:

Die Ohrkerze ist keine Arznei und ist nur zur äußeren Anwendung gedacht. Sie ersetzt bei akuten Prozessen nicht den Arzt. Sie dient nur der Unterstützung und Beschleunigung von Ausscheidungsprozessen und somit zur Einleitung von Selbstheilungskräften, sowie zur Wiederherstellung von seelischer und körperlicher Harmonie.

4. KAPITEL
Aufbau und Herstellung der Ohrkerze

Je nach Herstellungsweise und Sorte besteht die Ohrkerze aus Baumwoll- oder Leinengewebe, Bienenwachs mit allen seinen Inhaltsstoffen wie Honigöl, Propolis, Harzen und Honigresten. Je nach Sorte werden pulverisierte Kräuter und Gewürze, auch in Form von ätherischen Ölen und Auszügen zugesetzt oder aufgesprüht.

Zum Einsatz für sensible und allergisch reagierende Personen, gibt es eine Ohrkerze, die nur aus Baumwollgewebe und Bienenwachs besteht, ohne weitere Zusätze.

Die möglichen Herstellungsverfahren für Ohrkerzen sind im Ablauf folgende :

Es wird ein naturbelassenes Gewebe mit naturbelassenem Bienenwachs getränkt. Das Tränken des Gewebes erfolgt in der Regel in einem Wachsbad. Meist hängt man das Gewebe danach noch in einen Wärmeschrank zum abtropfen.

Für Ohrkerzen mit Kräuter werden nach der oben beschriebenen Verfahrensweise zusätzlich die Kräuter und Kräutermischungen aufgetragen, aufgesprüht oder nach der Formgebung der Ohrkerze mit Kräuter ummantelt. Nach dem Trocknungsvorgang wird das Gewebe in kleine Streifen geschnitten. Diese Streifen werden von Hand mit einem eingeölten Rundholzstäbchen zu einer Röhre eingerollt. Durch den Herstellungsvorgang von Hand kommt es zu geringen Längenunterschieden. Durch die Verwendung von naturbelassenen Rohstoffen kann es zu gewissen Farbabweichungen kommen.

Wichtig ist, egal welches Verfahren man anwendet, es darf auf keinen Fall zuviel Wachs im Gewebe zurückbleiben. Eine zu hohe Wachsmenge im Gewebe führt beim Abbrennen der Ohrkerze dazu, daß das überschüssige Wachs im Innern der Ohrkerze heruntertropft. Dies kann ein hohes Risiko für die Ohrkerzenbehandlung bedeuten, hier könnte es zu Verbrennungen im Gehörgang oder am Trommelfell kommen. Bei diesen kleinen Wachstropfen hat man oft irrtümlicherweise angenommen, es handle sich dabei um harte Ohrschmalzreste, es wurde auch als solches definiert.

Leider muß ich hin und wieder feststellen, daß es immer noch Anbieter von Ohrkerzen gibt, bei denen das Wachs der Ohrkerze zu tropfen beginnt. Meist sind es Hersteller, die nur wenig Erfahrung haben und mehr um den Verkauf, als um die Qualität sich bemühen.

Die Folge dieser Anbieter war, daß einige Ohrkerzenanwender nach ein paar Ohrkerzenanwendungen zum Ohrenarzt mußten und dieser natürlich nicht erfreut war, was er im Gehörgang vorfanden.

Daraufhin fingen viele HNO - Ärzte an, gegen die Ohrkerze vorzugehen und von Behandlungen mit der Ohrkerze abzuraten. Aus solchen negativen Erfahrungen heraus ist es auch zu verdanken, daß in manchen Kantonen der Schweiz, der Verkauf der Ohrkerze verboten wurde - selbst Vorträge wurden untersagt.

Aus diesem Grund, überprüfen Sie in Ihrem eigenen Interesse, ob Sie solche Ohrkerzen mit solch einem Risiko anwenden möchten.

Deshalb ist der Kauf von Ohrkerzen auch immer eine Vertrauenssache, d.h. Vertrauen in die Erfahrung und das Wissen des Herstellers.

5. KAPITEL

Inhaltsstoffe und Wirkungsweise von Kräutern und Gewürzen, die in der Ohrkerze verwendet werden.

Zum Teil sind Ihnen nun einige Inhaltsstoffe bekannt: Einmal das naturbelassene Leinen- oder Baumwollgewebe, Bienenwachs mit seinen Inhaltsstoffen von Honigöl, Propolis, Harzen und Honigresten. Die wichtigsten Kräuter- und Gewürzzusätze sind vor allem Johanniskraut, Kamille, Schachtelhalm, Thymian, Salbei, Eukalyptus, Nachtkerze, Blüten und Pollen von Bäumen und Wildpflanzen, Knoblauch, Rosmarin und die Schwedenkräutermischung nach Maria von Treben.

Diese Kräuter- und Gewürzmischungen werden je nach Herstellungsverfahren außen aufgetragen oder innen in die Ohrkerze eingebettet.

Man kann auch andere Kräuter oder Gewürzmischungen verwenden, je nachdem, was man für eine therapeutische Wirkung mit dieser Ohrkerze erreichen möchte.

Ich habe mich weitgehend an der medizinischen Wirkungsweise der einzelnen Kräuter und Gewürze orientiert. Zudem habe ich mich mit der Wirkungsweise des Kräuterdampfes auseinandergesetzt. Während des Selbststudiums von Kräutern und Gewürzen, habe ich auch ein Buch über die Weihrauchherstellung gelesen. Es fiel mir auf, daß auch die bei der Ohrkerzenherstellung verwendeten Kräuter und Gewürze dort erwähnt waren und zur Herstellung als heilender Weihrauch beschrieben wurden.

Nach diesen Erkenntnissen konnte ich weitere Kräuter- und Gewürzmischungen herstellen und meine Palette an Ohrkerzen erweitern.

Dr. Ludwig beschreibt ebenfalls in einem seiner Bücher, daß Weihrauch ein uraltes Hausmittel ist und sollte in unserer heutigen Zeit mehr genutzt werden.

Die Wirkungsweise des Weihrauchs besteht darin, daß dieser einen wohltuenden Einfluß auf Atmung, Nerven und Gehirn hat. Der allgemeine Gesundheitszustand wird durch den Weihrauch gefördert, indem er den Parasympathikus anregt und den überforderten Sympathikus im Vegetativum harmonisiert und einen entspannenden Ausgleich schafft.

Wen wundert es da nicht, wenn wir die fernöstliche Lebensweise betrachten, denn dort werden überall, bei allen religiösen Anlässen und Zeremonien, Räucherwerk benutzt. Wir kennen dies in Form von Räucherstäbchen der verschiedensten Art.

Genau dasselbe geschieht, wenn wir eine Ohrkerze benützen. Der an der Ohrkerze nach unten austretende Kräuterweihrauch ermöglicht es uns, auch auf der feinstofflichen Ebene zu arbeiten und zu therapieren.

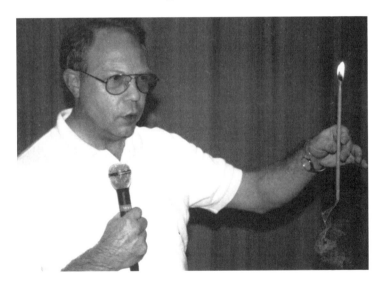

Bild: Bei einem meiner Vorträge und Vorführungen

Hier ist deutlich zu erkennen, wie der Kräuterweihrauch unten aus der Ohrkerze heraustritt. Er lagert sich während der Behandlung vorwiegend unten in der Ohrkerze ab, ein kleiner Teil gelangt aber auch in den Gehörgang.

Letztendlich entscheidet immer die Kräuter- oder Gewürzmischung, welche feinstoffliche Weihrauchschwingung wir erzeugen wollen und was für einen Einfluß es auf unsere Gesundheit und unser Wohlbefinden auslöst.

Eine ähnliche Wirkungsweise kennen wir bei Räucherstäbchen und der Verdampfung von ätherischen Ölen in der Duftlampe.

Dieses Wissen war auch den Naturvölkern bekannt. Sie benutzten Räucherwerk und duftende Pflanzen, um die Götter gut zu stimmen und die Krankheiten von sich fern zu halten.

Die Indianer sahen in der Anwendung der Ohrkerze ein Zeremonie, in der die verstorbenen Seelen ihrer Vorfahren durch den Kräuterweihrauch über das Ohr in ihre Seele Einzug erhielten und eine heilende Wirkung vollzogen. Die Verbrennung von getrockneten Kräutern und Holzarten ist immer noch eine spirituelle Zeremonie bei den Indianern, sowie auch der fernöstlichen Kulturen.

Durch das Wissen um die heilende Wirkung des Weihrauchs, habe ich mich bei der Herstellung meiner Ohrkerzen und deren Einsatz, intuitiv leiten lassen. Es hat sich bald herausgestellt, daß dieser von mir eingeschlagene Weg richtig war.

Somit konnte ich die von der Medizin bestätigte Wirkungsweise der Heilkräuter und ätherischen Öle auf die Ohrkerze übertragen und erklären.

6. KAPITEL
Beschreibung und Wirkungsweise von verschiedenartig hergestellte Ohrkerzen

Inzwischen sind auf dem europäischen Kontinent etliche verschiedene Anbieter von Ohrkerzen auf dem Markt. Diese Ohrkerzen unterscheiden sich wesentlich in ihrem Aufbau und der Zusammenstellung voneinander, auch sind die Indikationen und Wirkungsweisen verschieden. Jeder Anwender sollte die Unterschiede wissen, um damit therapieren zu können.

Von den meisten Anbietern gibt es eine Einheitsohrkerze, die aus Baumwoll- oder Leinengewebe, Wachs, Kräuteressenzen und Auszügen besteht, welche für alle Anwendungsgebiete empfohlen wird. Manche besitzt am unteren Ende eine Aluminiumfolie, die in die Ohrkerze hineingearbeitet ist und bewirken soll, daß die entstehende Wärmeentwicklung besser auf das Trommelfell reflektiert wird und zu einer besseren Entspannung beitragen soll.

Auf einer Esoterikmesse begegnete ich einem Hersteller, der ebenfalls verschiedene Sorten von Ohrkerzen anbot. Diese Ohrkerzen sind außen mit einem Mantel von pulverisierten Kräutern und Gewürzen umgeben. Die Indikationen waren auch je nach Sorte verschieden. Ich glaube, daß diese Ohrkerze schon der erste Schritt in die richtige Richtung ist.

Ich selbst arbeite seit 1993 in derselben Richtung, nur daß ich die Kräuter und Gewürze innen in die Ohrkerze einbette. Durch die Erfahrungen mit den Patienten und den von mir vorgenommenen Ohrkerzenbehandlungen war es mir möglich, die daraus gewonnenen Erkenntnisse direkt für die Ohrkerzenherstellung umzusetzen.

Durch den Aufbau der Ohrkerze und die Zusammenstellung der Kräuter konnte ich, da ich ja die direkte Rückmeldung der Patienten hatte, effektiv weiter verbessern, z.B. ist mir aufgefallen, daß bei einzelnen Patienten ein leichter Reiz entstand, sobald ich die Ohrkerze in den äußeren Gehörgang steckte.

Nach einigen Überlegungen habe ich bei der Herstellung im unteren Drittel meiner Ohrkerzen keine Kräuter und Gewürze mehr eingearbeitet. Nach dieser Änderung hatten meine Patienten keine Beschwerden mehr.

Ich habe von Anfang an versucht, die Kräuter und Gewürze im Innern der Ohrkerze einzubetten, was am Anfang einige Schwierigkeiten mit sich brachte. Ich habe solange experimentiert, bis ich den erwünschten Erfolg hatte.

Wenn eine Ohrkerze abbrennt, so ist außen um die Ohrkerze herum die Flamme, meiner Theorie nach entsteht eine Hitzeeinwirkung im Inneren der Ohrkerze. Die dort eingebetteten Kräuter und Gewürze werden heiß und verschwelen zu einem Kräuterweihrauch. Der gleiche Vorgang ist auch bei der Verbrennung von Räucherwerk zu beobachten.

Wenn jedoch die Kräuter und Gewürze unter die Wachsmasse gemischt oder sogar außen aufgetragen werden, so verbrennen sie ja sofort beim Abbrennvorgang. Dies hat meiner Erfahrung nach zur Folge, daß keine so hohe Intensität und feinstoffliche Schwingung entstehen kann, was sich nicht gerade fördernd auf den Therapieprozeß auswirkt. (Diese Wirkungsweise ist inzwischen von vielen Ärzten, Heilpraktikern und Therapeuten als sehr wirkungsvoll in der Therapie bestätigt worden.)

Bei der Herstellung meiner Ohrkerzen ging ich immer von naturbelassenen Rohstoffen aus. Das Gewebe ist ein ungebleichter naturbelassener Baumwollstoff, das Bienenwachs beziehe ich direkt von den Imkern, die gesunde Bienenvölker haben. Ein Großteil der Kräuter und Gewürze sammle ich selbst in der freien Natur meiner Schwarzwaldheimat. Den Rest kaufe ich im biologischen Fachhandel. Von den Kräutern und Gewürzen verwende ich nur den medizinisch nutzbaren Teil, den ich nach Bedarf selbst in einer Steinmühle zu Pulver zermahle. Nur so bin ich sicher, daß die Wirkungsweise der Inhaltsstoffe erhalten bleiben.

Ferner habe ich auf jegliche Zusatzmittel, wie Paraffin aus Erdöl oder Aluminiumfolie verzichtet.

Ich bin der Meinung, daß es nicht notwendig ist, metallische und/oder synthetische Hilfsstoffe bei der Herstellung der Ohrkerzen zu verwenden. Die Naturvölker, die uns bekannt sind, haben schon vor mehr als 1000 Jahren Ohrkerzen hergestellt und ihnen standen auch keine künstlichen Stoffe zur Verfügung.

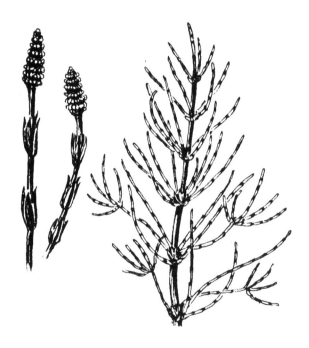

Schachtelhalm / Zinnkraut

7. KAPITEL
Wirkungsweise der Ohrkerze auf unseren Körper

Wie wir nun wissen, wird bei dem Abbrennvorgang der Ohrkerze Kräuterweihrauch frei, der durch den Unterdruck (Kamineffekt) auf das Trommelfell wirkt und dort seine Reize setzt. Diese Reize wirken außerdem auf die Akupunkturpunkte des äußeren Gehörgangs, die sehr schlecht oder überhaupt nicht therapierbar sind. Der Überdruck im Innenohrbereich und der Unterdruck in der abbrennenden Ohrkerze erzeugen einen angenehmen Druckausgleich auf das Trommelfell. Die angenehme Wärmeintensivierung wirkt entspannend auf die Ohrbereiche und öffnet die Poren im äußeren Gehörgang, somit kommt es in diesem Bereich auch zu einer reinigenden Wirkung.

Durch diesen physikalischen Vorgang wird das Trommelfell in Schwingung versetzt (Trommelfellmassage) und die feinstofflichen Schwingungen des Kräuterweihrauchs auf die Gehörknöchel (Amboß, Hammer, Steigbügel) weitergeleitet. Dies bewirkt, daß die Endolymphe (Flüssigkeit in der Schnecke und den Bogengängen) und das kordische Organ (Sitz der Hörfasern) mit erfaßt werden.

Diese Schwingungen und Reize bewirken, daß die Endolymphe angeregt wird und dadurch die Ablagerungen, Eiweißrückstände und Zelltrümmer abtransportiert werden. Des weiteren wird die Durchblutung des Innenohrs gefördert und verhindert dadurch eine Art Versulzung der Endolymphe.

Die Folge aus diesem Reinigungsprozess ist eine Hörverbesserung und eine verbesserte Gleichgewichtsorientierung.

Des weiteren wirken die im äußeren Gehörgang gesetzten Reize, über die feinen Poren und Kapillare des Jochbeines, auf Stirn- und Nebenhöhlen. Sobald diese Poren frei von Ablagerungen sind, entsteht durch den Unterdruck eine Sogwirkung von den Stirn- und Nebenhöhlen in Richtung äußerer Gehörgang (diese Reaktionen treten nach meiner Erfahrung meist erst nach der dritten Behandlung auf). Die in dieser Region vorhandenen Nerven, Lymph- und Blutgefäße werden dabei stimuliert. Dadurch kommt es zu einer besseren Entschlakkung und Sekretfluß.

Ich habe nun weiter herausgefunden, daß eine bessere Wirkung auf die Stirn- und Nebenhöhlen erzielt wird, wenn der zu behandelnde Patient das gegenüberliegende Nasenloch zudrückt, so daß es geschlossen ist (z. B. linkes Ohr rechtes Nasenloch, rechtes Ohr linkes Nasenloch). Dieses geschieht sofort nach dem Einbringen der Ohrkerze in den äußeren Gehörgang.

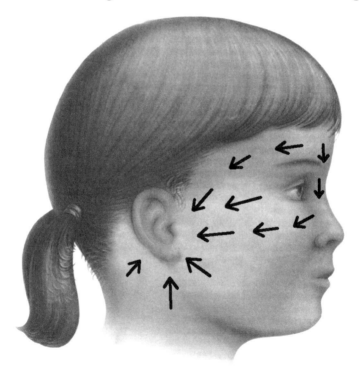

Abb.: Normale Sogwirkung in Richtung Ohr

Der Unterdruck in der freien Nasenseite entsteht durch die durchströmende Atemluft. Damit bewirkt man eine Umkehr der Sogwirkung in Richtung Nase, bzw. Neben- und Stirnhöhle, weil der Unterdruck in der Nase nun höher ist als im Ohr.

Der langsam sich entwickelnde Kräuterweihrauch kann nun seine volle Entfaltungskraft in dieser Region bewirken. Die dort angesiedelten Krankheitserreger (Streptokokken, Straphylokokken) werden durch die antiseptische Wirkung des Kräuterweihrauchs mit der Zeit abgetötet. Die entschlackte, angeregte Lymphtätigkeit und Durchblutung hemmen die Neuansiedelung weiterer Krankheitserreger.

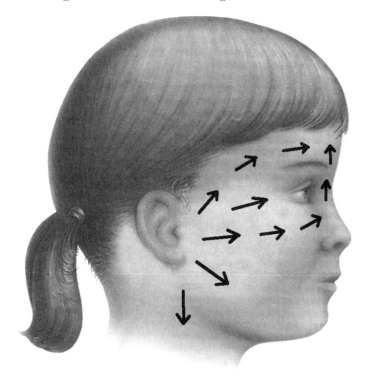

Abb.: Sogwirkung in Richtung Siebbein, Nase und Stirnhöhle, wenn das gegenüberliegende Nasenloch zugehaltenen wird.

Die Ohrkerze in Theorie und Praxis

Durch diese Wirkungsweise ist eine rasche Genesung von Stirn- und Nebenhöhlenentzündungen möglich. Bei Erkältung, Schnupfen, Bronchitis, Mandelentzündung, Sinusitis und Nasenpolypen ist die oben beschriebene Vorgehensweise sehr zu empfehlen. Die immunspezifische Wirkung auf den lymphatischen Rachenring ist von größter Bedeutung für unsere Gesundheit.

Die Reizwirkung der Ohrkerze setzt sich über die Eustachische Röhre auf den Rachenring fort. Die im Rachen befindlichen Tonsillen (Zunge, Rachen, Gaumenmandeln) bilden ein Infektionsabwehrsystem im Nasen- und Rachenraum. Die vorbeiziehende Luft und die Nahrungsaufnahme werden von ihnen geprüft. Sobald eine Bedrohung für den Körper vorhanden ist, wird mittels der Lymphozyten eine Immunität vermittelt und bestimmte Antikörper zur örtlichen Abwehr gebildet. Bei Erkrankung der Tonsillen können Eitererreger (Streptokokken, Straphylokokken) über die Ohrtrompete (Eustachische Röhre) eindringen und so zu einer Mittelohrentzündung führen.

Eine Immunreaktion des Körpers ist die Antwort auf das Eindringen von Krankheitserregern. Das geschieht durch die Mobilisierung der weißen Blutkörperchen (Lymphozyten), die im Knochenmark und im lymphatischen System gebildet werden. Diese sind sowohl im Blut, als auch im lymphatischen Gewebe anzutreffen.

Leider funktioniert dieses Abwehrsystem nicht immer zu unserer vollen Zufriedenheit. Da unser Immunsystem durch ungünstigen Lebenswandel und Umwelteinflüsse geschwächt ist, kann sich auch die humorale Immunreaktion gegen den eigenen Körper richten. Diese Fehlreaktion von unserem Immunsystem ist auch die Ursache von Autoimmunkrankheiten und Allergien.

So kann der Kontakt mit normalerweise harmlosen Substanzen (z.B. Blütenpollen) dazu führen, daß es zur vermehrten Freisetzung von Histamin und anderen Substanzen im Körper kommt, die eine krankheitserregende Überreaktion im Körper auslösen und zur Allergie führen.

8. KAPITEL
Wirkungsweise der Ohrkerze auf die Organe und die Psyche

Die Ohrkerzentherapie besitzt einzigartige Eigenschaften, aus denen sich ihre Wirkungsweise und deren verschiedene Anwendungsmöglichkeiten ergeben. Durch die unmittelbare Wirkung des Kräuterweihrauchs über die Riechnerven, die mit dem limbischen System verbunden sind, wird es verständlich, was für Therapiemöglichkeiten dem Behandler offen stehen. Denn im limbischen System werden alle physischen und psychischen Vorgänge reguliert und koordiniert.

Je nach Zusammenstellung von Kräutern und Gewürzmischungen der Ohrkerze ist es möglich, die Ohrkerzentherapie bei psychischen und physischen Stimmungslagen einzusetzen, z. B. bei Angst, Unlust, Schlafstörungen, Depressionen, psychosomatischen Erscheinungen, körperlicher Erschöpfung und Erregungszuständen.

Es wäre wünschenswert, wenn die Ohrkerzentherapie als Begleittherapie in der Psychiatrie eingesetzt würde, da die Ohrkerze keine Nebenwirkungen hat, wie die üblichen Psychopharmaka!

Während dem Abbrennvorgang der Ohrkerze, entsteht, durch die Verschwelung der Kräuter und Gewürze, Weihrauch. Dieser dient durch seine hohe Schwingung als Informationsquelle für die Zelle und so ist es verständlich, daß hier ein Einfluß auf Durchblutung, Nerven und Psyche besteht.

Die beruhigende und stimulierende Wirkung über den Parasympathikus, stellt eine meßbare Wirkung auf Atemfrequenz, Blutdruck und Blutzirkulation dar. Viele meiner Patienten sind während der Behandlung durch die beruhigende Wirkung eingeschlafen.

Durch die Sogwirkung, die beim Zuhalten eines Nasenloches entsteht, gelangt der Kräuterweihrauch über feinste Poren und

Kapillargefäße in die Nase. Dort trifft der Kräuterweihrauch auf die Schleimhautzellen (Regio olfactoria). Die Schleimhautzellen beherbergen Millionen von Riechzellen, die mit ihren haarförmigen Fortsätzen (Zilien) in die Schleimschicht der Nasenschleimhaut hineinragen. Hier wird die Informationssubstanz (Kräuterweihrauch) in Gasmoleküle gelöst und tritt in Kontakt mit den Sinneshärchen der Riechzellen.

Durch diesen Vorgang wird eine chemische Reaktion ausgelöst, die dann zur Erregung der Riechzellen führt. Nervenfasern leiten die Reize zunächst an den Riechkolben (Bulbus olfactorius) weiter. Von hier werden die elektrischen Impulse an die Großhirnrinde und Teile des limbischen Systems übermittelt. Diese Verbindung erklärt auch die enge Beziehung zwischen Geruch, Gefühl und Gedächtnis.

Das limbische System gehört zum ältesten Teil unseres Gehirns und ist vergleichbar mit der Wurzel eines Baumes. Die Duftreize des Kräuterweihrauches lösen durch elektrische Reize im limbischen System gewisse neurochemische Stoffe aus. Diese neurochemischen Stoffe haben zum Teil eine schmerzstillende und beruhigende Wirkung. Das limbische System beherbergt auch die Steuermechanismen für unser Seelenleben, der Abneigung und Sympathie, der Motivation, Sexualität, Kreativität, Stimmungen, Erinnerungen und der Regulierung des vegetativen Nervensystems.

Die Steuerung unseres vegetativen Nervensystems unterliegt dem autonomen Nervensystem. Es bestreitet alle unwillkürlichen Funktionsabläufe von Herz, Lunge, Magen, Darm, Harnblase und Blutgefäße. Die Übermittlung erfolgt hauptsächlich durch Reflexbögen.

Im vegetativen Nervensystem unterscheidet man zwei Hauptteile, den Sympathikus und seinen Antagonisten (Gegenspieler), den Parasympathikus. Beide Nerven setzen am Erfolgsorgan unterschiedliche Überträgersubstanzen frei. Beide besitzen unterschiedliche Aufbaustrukturen und lösen meistens gegensätzliche Reaktionen aus, z. B. regt der Sympathikus die Herztätigkeit an, während der Parasympathikus die Herzfrequenz senkt.

Durch die Anwendung der Ohrkerzentherapie können wir Einfluß auf den Parasympathikus nehmen und so eine entspannende Wirkung auf Herz und Lunge herbeiführen. Die Bauchorgane, wie Nieren, Leber und Verdauungstrakt, werden über den Parasympathikus aktiviert. Des weiteren werden die Tränendrüsen, der Schutzapparat der Augen, angeregt. Die Absonderung von Tränenflüssigkeit erfolgt unter dem Einfluß des Parasympathikus. Ich habe selbst beobachtet, wie durch das Stimulieren der Tränendrüsen es möglich ist, daß bei manchen Personen die Augen zu tränen beginnen. Die Durchsichtigkeit der Hornhaut hängt auch von einer ausreichenden Befeuchtung ab. Das Sekret wird durch den Lidschlag über die Augenhornhaut verteilt und befeuchtet so die Hornhaut.

Des weiteren habe ich bei Patienten, die zusätzlich an Bluthochdruck erkrankt waren, festgestellt, daß nach mehreren Ohrkerzenbehandlungen der Bluthochdruck sich fast normalisiert hatte.

Einige dieser Patienten berichteten mir, daß sie die bisher eingenommenen Medikamente nicht mehr benötigten.

Ich rate jedem Patienten, in seinem eigenen Interesse, die verschriebenen Medikamente auch während der Ohrkerzenbehandlungszeit nicht selbst abzusetzen oder zu reduzieren. Diese Indikationsänderung gehört in die Hände des Arztes, der diese Medikamente verschreibt. Sprechen Sie mit ihrem Arzt darüber, am besten nach der Beendigung der Ohrkerzentherapie, ob eine Medikamentenindikationsänderung möglich, bzw. sinnvoll wäre.

Ich möchte hier noch einmal darauf hinweisen, daß die Ohrkerzentherapie eine physikalische Anwendungsform darstellt und <u>KEINE ARZNEI ist</u>, im Sinne des Arzneimittelgesetzes.

Die Ohrkerzentherapie ist eine von vielen Therapiemöglichkeiten, die durch ihre Wirkungsweise zur Beschleunigung von Ausscheidungsprozessen und somit zur Einleitung von Selbstheilungskräften und Wiederherstellung von seelischer und körperlicher Harmonie beiträgt.

------------------------------- **9. KAPITEL** -------------------------------

Beratung und Informationen über die Ohrkerzentherapie.

Wenn Sie außer acht lassen, daß zur Herstellung der Ohrkerzen nicht nur Geschick und ein hohes Maß an naturwissenschaftlichen Voraussetzungen benötigt werden, ist die Anwendung der Ohrkerze relativ einfach. Wenn Sie nun auf alle Details achten, um es richtig durchzuführen, zeigt die Ohrkerzenbehandlung bald das angestrebte Ziel und ihre Wirkung.

Befragen Sie den Patienten nach Allergien, die eventuell durch die Inhaltsstoffe der Ohrkerze ausgelöst werden könnten, z. B. Kräuter, Gewürze, Weihrauch und Bienenprodukte.

Fragen Sie nach seinem Wohlbefinden und dem Blutdruck. Ist der Blutdruck niedrig, erklären Sie Ihrem Patienten, daß die Ohrkerzenbehandlung eine blutdrucksenkende Wirkung hat, demzufolge benötigt man eine längere Nachruhezeit (ca. 30 Min.) nach der Behandlung. Dies ist sehr wichtig, damit sich der Kreislauf wieder stabilisiert. Bei Nichtbeachtung der Nachruhezeit, könnte eine leichte Kreislaufschwäche, mit deren Begleitsymptomen wie Schwindel und Unwohlsein auftreten. Das gilt besonders für alle Patienten, die nach der Behandlung mit dem Auto fahren müssen.

Weiter zu beachten wäre, daß am Trommelfell keine Verletzung vorliegt. Bei perforiertem Trommelfell, sowie bei Pilzerkrankungen und Wunden im äußeren Gehörgang ist die Ohrkerzentherapie kontraindiziert (nicht einsetzbar!). Hochentzündete, infektiöse und eiterige Erkrankungsprozesse, der Ohren und des Rachenraumes, gehören in die Hände eines Facharztes und sollten erst mit der Ohrkerze behandelt werden, wenn der Erkrankungsprozeß abgeklungen ist. Dies kann den Genesungsverlauf nachhaltig fördern.

Informieren Sie den Patienten über mögliche Reizungen und Reaktionen, die während oder nach der Behandlung auftreten können. Diese können sein:

Leichte Zahnschmerzen, kurze und leichte Verschlimmerung der ursächlichen Beschwerden, leichte Fieberschübe, Tränenfluß, Hautreizung oder leichte Hautausschläge im Ohr-, Hals- und Nackenbereich, hauptsächlich entlang der Halslymphbahnen.

Diese Reaktionen sind meist physiologischer Ursache und zeigen dem Behandler an, wo Schwachstellen im Körper vorhanden sind. Diese Reaktionen klingen sehr schnell wieder ab, da sie eine natürliche physiologische Körperreizung und Reaktion auf die Ohrkerzenbehandlung darstellen. Sollten diese Symptome länger als ein bis zwei Tage anhalten, ist es gut, den Haus - oder Zahnarzt (bei Zahnschmerzen) aufzusuchen. Wahrscheinlich handelt es sich dann um eine schon seit längerer Zeit schlummernde Ursache, die sowieso in absehbarer Zeit zum Vorschein gekommen wäre und dieses Symptom nun durch die Ohrkerzenbehandlung beschleunigt wurde.

Stellen Sie am Anfang der Ohrkerzenbehandlung nicht all zu hohe Erwartungen, auch wenn Sie schon nach der ersten Behandlung eine positive Reaktion erlebt haben.

Wählen Sie Ihre Behandlungszeiträume so aus, daß Sie immer genügend Zeit und Ruhe zur Verfügung haben. Eine komplette Ohrkerzenbehandlung dauert etwa 50 bis 60 Minuten. Bei einer Selbstbehandlung zu Hause, empfehle ich, die Ohrkerzenbehandlung vor dem Schlafengehen zu machen, da die Ohrkerze ja eine beruhigende und schlaffördernde Wirkung auf unseren Organismus hat. Nach der Behandlung noch einige Minuten liegen bleiben und danach zu Bett gehen.

Sollten Sie während des Tages eine Ohrkerzenbehandlung durchführen, halten Sie unbedingt die erforderliche Nachruhezeit von mindestens 15 bis 20 Minuten ein! Danach langsam aufrichten, noch etwas sitzenbleiben und in sich hineinfühlen.

Nun erst mit dem Tagesablauf beginnen, ohne jeglichen Streß. Ansonsten wäre die positive Wirkung der Behandlung schnell verflogen und das wäre schade!

Wenn Sie eine Ohrkerzenbehandlung ins Auge gefaßt haben, bleiben Sie „ am Ball " und setzen Sie regelmäßig, in den dafür vorgegebenen Zeiträumen, die Behandlung fort. Hören Sie nicht einfach auf, weil Sie meinen, nun geht es mir ja wieder besser. Dies wäre ein fataler Trugschluß. Denn nach meinen Erfahrungen kommt über kurz oder lang das Krankheitsbild wieder zum Vorschein. Somit kommt wieder der Gedanke: „Na ja, diese Ohrkerzenbehandlung hat ja auch nichts genützt!"

Gedulden Sie sich, es wird zum Erfolg führen, denn die Beschwerden sind ja auch nicht von heute auf morgen gekommen. Erkrankungen treten erst nach einem langen Zeitraum (Inkubationszeit) auf, hauptsächlich dann, wenn der Körper nicht mehr seine immunspezifische Abwehr hat und dadurch geschwächt ist. Es ist die Summe vieler negativer Faktoren, bis sich eine Krankheit bemerkbar gemacht hat.

Die Auswahl des Behandlungsraumes sollte so gewählt werden, daß man während der Behandlung nicht gestört wird. Der zu Behandelnde (Patient) sollte vor Beginn der Ohrkerzenbehandlung alle geschlossenen Gegenstände wie Ringe, Halsketten, Uhren, Ohrringe, Brille und Armreife ablegen, um auszuschließen, daß diese Gegenstände einen störenden Einfluß auf den Behandlungsverlauf haben. Lockern Sie auch evtl. enge Kleidungsstücke und Gürtel so, daß der Patient sich wohl fühlt. Achten Sie auch darauf, daß der Behandlungsraum ohne Zugluft ist.

Nach der Behandlung kann dann der Behandlungsraum gut durchgelüftet werden.

10. KAPITEL

Nebenwirkungen der Ohrkerzentherapie

Nebenwirkungen, wie sie bei Medikamenten auftreten wie z.B. Schädigung anderer Organe, Stoffwechselstörungen durch Toxinen oder ähnlichen konnten bisher nicht festgestellt werden.

Jedoch möchte ich auf ein paar Begleiterscheinungen näher eingehen, die während oder nach der Behandlung auftreten können.

Bei sensiblen Patienten bzw. bei Patienten, die sich noch nicht an die Reizwirkung der Ohrkerzentherapie gewöhnt haben, kann es auf Grund von Ohrkerzen mit Kräuterzusätzen, zu einer leichten bis starken Rötung des Ohrs und der benachbarten Haut kommen. Diese Reizung wird oft wie eine Art Entzündung wahrgenommen.

Diese Rötung verschwindet einige Zeit nach der Behandlung wieder. Hier empfehle ich immer auf eine Ohrkerze mit geringerer Reizwirkung zu gehen, bzw. im Einschleichverfahren weiterzumachen.

Eine andere vorkommende Begleiterscheinung ist ein Ohrjucken im äußeren Gehörgang, das sich Stunden bis Tage nach der Ohrkerzenbehandlung einstellen kann, vielleicht auch erst nach der zweiten oder dritten Behandlung auftritt.

Die Ursache hierfür ist unterschiedlich. Zum einem können es Pilze sein, die durch die Ohrkerzenbehandlung angeregt werden, zum anderen Bakterien, die von einer länger zurückliegenden Ohrentzündung stammen, die nicht zu 100% verschwunden waren. Die Pilze können wir uns überall einfangen, z.B. in Hallen- oder Freibäder !

Sollten sich Ablagerungen und Verkrustungen im Gehörgang lösen, entsteht an dieser Stelle oft eine empfindliche Hautstelle, wie wenn man bei einer Wunde die Rufe runter reißt. Dies empfindliche Hautstelle kann auf Grund der Reizwirkung dieser Therapie ebenfalls zu jucken beginnen. Diese Verkrustungen und Ablagerungen lösen sich meist erst nach der zweiten oder dritten Behandlung und sollten diese auch am Trommelfell haften, so hört man anschließend auch besser.

Sollte sich solch ein Ohrjucken bei Ihnen einstellen, so reiben Sie den Gehörgang mit Kamillosan (ist ein Kammillenextrakt in Tropfenform und nur in der Apotheke erhältlich) aus, wenn notwendig täglich bis das Jucken verschwunden ist. Sollte es sich eher um einen entzündlichen Prozeß handeln, kann man auch Teebaumöl mit Kamillosan abwechselnd benutzen. Teebaumöl wirkt antibakteriell und keimtötend !

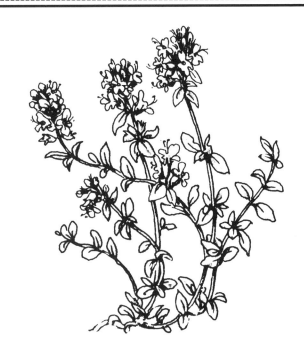

Thymian

---------------------------- **11. KAPITEL** ----------------------------

Was benötigen Sie zur Ohrkerzenbehandlung?

- 2 Ohrkerzen
- 1 kleine wassergefüllte Schale bzw. ein Wasserglas, zum Ablöschen der Ohrkerze
- 1 Ohrlöffelchen
- 1 Dochtschere, Pinzette oder ein angefeuchtetes Wattestäbchen (siehe Text)
- Streichhölzer oder Feuerzeug
- Energetikcreme (APM-Creme)
- 1 kleines (Papier-) Tuch
- 1 Decke
- 1 Kissen für den Kopf
- 1 Knierolle
- 1 Liege (Sofa)
- Zum nachträglichen Auspinseln der Ohren 1 Wattestäbchen und ein Ohrenöl oder ein gutes Kaltpressöl (z.B. Olivenöl, Jojobaöl, usw.). Bei Ohrjucken Kamillosan und evtl. Teebaumöl.

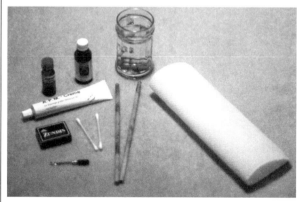

Bild:

Wasserglas,
Ohrkerzen,
Papiertuch,
Streichhölzer,
Wattestäbchen,
Ohrreiniger,
APM - Creme,
Kamillosan,
Teebaumöl.

Bevor Sie mit der Ohrkerzenbehandlung beginnen, prüfen Sie die Beschaffenheit des äußeren Gehörganges, damit Sie die richtige Ohrkerzengröße (Durchmesser 5, 6, 7 mm) wählen. Inspizieren Sie den Ohreingang auf mögliche größere Ohrschmalzablagerungen, die vorher entfernt werden sollten.

Überprüfen Sie den Ohreingang, damit Sie die richtige Einführungsrichtung erkennen können.

Abb.:
Die Ohrkerze auf einem Bogenteil.
Dies sollte vermieden werden.

1. Die Ohrkerze wird eingedrückt und kann evtl. dadurch nicht richtig abdichten.
2. Der Patient bekommt eine wunde Druckstelle, die nach der Behandlung zu jucken beginnen könnte.

Dies ist sehr wichtig, zum einen, damit die Ohrkerze senkrecht über dem Trommelfell und dem äußeren Gehörgang steht (siehe Abbildung), und zum anderen, daß die Ohrkerze nicht auf einem hervorstehenden Läppchen oder Bogenteil aufsteht. Die Größe der Ohrkerze sollte so gewählt werden, daß sie gut und dicht im äußeren Gehörgang abschließt. Somit ist gewährleistet, daß die Reizwirkung auf das Trommelfell und den äußeren Gehörgang richtig ist.

Sollte trotzdem der Kräuterweihrauch seitlich entweichen, müssen Sie die Ohrkerze nachjustieren, indem Sie nochmals mit einer sanften Drehbewegung in Richtung Trommelfell drücken.

Die gute Abdichtung und der Sitz der Ohrkerze im äußeren Gehörgang sind wichtig, nur so ist gewährleistet, daß ein richtiger Unterdruck in der Ohrkerze aufgebaut wird und die Ohrkerzentherapie ihre ganze Wirkung entfalten kann.

Das Einführen der Ohrkerze in den äußeren Gehörgang erfordert etwas Übung. Üben Sie ruhig an verschiedenen Personen, dadurch werden Sie bald die unterschiedlichen Ohreingänge kennenlernen. Sie werden auch feststellen, daß ein und die selbe Person verschiedene Ohröffnungen und Eingänge besitzt. Andere Personen haben eine enge oder sehr weite Öffnung, oder der Ohrkanal ist schräg oder gebogen. Dies alles sollte beim Einführen der Ohrkerze berücksichtigt werden. Zum Üben können Sie eine nicht brennende Ohrkerze benützen.

Schauen Sie nach dem Herausnehmen den unteren Ohrkerzenteil (Schaftende) an, wenn er nicht beschädigt oder zusammengedrückt ist, war die Einführung korrekt. Achten Sie darauf, daß die Ohrkerze nicht zusammengedrückt wird, sonst verliert sie ebenfalls ihre Wirkung. Bei warmer Witterung können Sie die Ohrkerze kurz vor dem Gebrauch in den Kühlschrank legen, um somit eine bessere Stabilität der Ohrkerze zu erreichen.

Wenn Sie bei einem Patienten zum ersten Mal eine Behandlung durchführen, sollten Sie die zu behandelnde Ursache und Beschwerden (Anamnese) kennen. Auf Grund der Anamnese können Sie die richtige Ohrkerze aussuchen. Ich empfehle folgendermaßen vorzugehen:

1. Beraten und informieren Sie den Patienten über die schon beschriebenen Reaktionen, die eventuell auftreten könnten.
2. Wenn die betreffende Person zu einer Behandlung bereit und einverstanden ist, legen Sie eine Karteikarte an (Siehe Patientenkarte Seite 84). Hier kann man die Anamnese und die Termine eintragen.
3. Vor der ersten Behandlung nehmen Sie die zum Beschwerdebild passende Ohrkerze oder testen Sie dieses mit dem Kinesiologietest aus.
4. Sollte eine Behandlungsserie angestrebt werden, beginnen Sie immer zuerst mit einer Ohrkerze, die keine starke Reizwirkung auslösen kann (z.B. Honig neutral) und verfahren Sie nach dem Einschleichungsprinzip.
5. Vor der zweiten Behandlung, befragen Sie den Patienten nach seinem Wohlbefinden und nach eventuellen Reaktionen seit der ersten Behandlung. Diese werden in die Karteikarte übernommen.
6. Hat der Patient auf die letzte Ohrkerzenbehandlung positiv reagiert, behandeln Sie mit einer stärkeren Ohrkerze weiter (Intensität 1 - 5 siehe Tabelle auf Seite 80)
7. Vor der dritten Behandlung, wie unter 5. beschrieben fortfahren.

Hat der Patient auf die Behandlungen keine negativen Reaktionen gehabt, behandeln Sie im Einschleichprinzip weiter, bis die ausgetestete Ohrkerze erreicht ist. Mit dieser Ohrkerze behandeln Sie bis zur Genesung weiter.

Sollte der Patient die angestrebte Ohrkerze nicht vertragen, (z.B. anhand einer Überreaktion oder zu starkem Ohrjuckreiz) behandeln Sie mit der zuletzt vertragenen Ohrkerze weiter. Dieses beinhaltet nicht, daß das angestrebte Ziel nicht erreicht wird, sondern daß eventuell ein paar Behandlungen mehr notwendig sind und der Behandlungszeitraum bis zur Genesung sich verlängert.

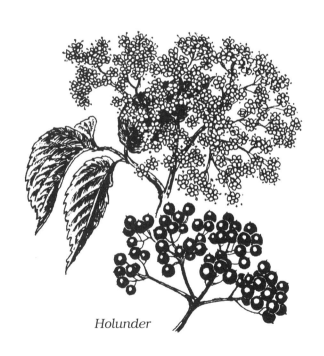

Holunder

12. KAPITEL

Wie führe ich eine Ohrkerzenbehandlung durch?

Sie wissen nun, welche Ohrkerzen und Gegenstände für ihre Behandlung nötig sind. Legen Sie die benötigten Gegenstände in Reichweite auf einer Ablage oder einem Tisch zurecht. Lassen Sie Ihren Patienten bequem auf den Rücken liegen und cremen Sie beide Ohren, Warzenfortsätze und Halslymphbahnen mit einer energetisch leitenden Creme ein. Führen Sie eine kurze Ohrmassage durch. (Anleitung Kapitel 15)

Dies bewirkt eine bessere Ohrdurchblutung und fördert die Entschlackung über die Lymphbahnen, sowie eine bessere Leitfähigkeit der energetischen und feinstofflichen Schwingungen, die von der Ohrkerzenbehandlung ausgehen.

Bei Patienten mit Stirn- und Nebenhöhlenbeschwerden ist das Eincremen mit einer energetisch leitenden Creme im seitlichen Gesichtsbereich, Nase und Stirn von großem Vorteil, dadurch wird der Wirkungsgrad erhöht. Dies ist um so wichtiger, da in dieser tieferen Region die Lymphbahnen nur entlang der Nervenbahnen der vorderen Gesichtshälfte verlaufen.

Wenn Sie eine Gesichtsneuralgie behandeln wollen, gehen Sie auf die gleiche Weise vor, wie oben beschrieben.

Sollte der Patient unter zu starken Ohrenschmerzen leiden, cremen Sie, soweit es für den Patienten erträglich ist, den Warzenfortsatz und die seitlichen Halslymphstränge ein und führen Sie die Ohrmassage nach der Behandlung durch.

Lassen Sie nach der Ohrmassage den Patienten auf einer Seite liegen und unterlegen Sie den Kopf nur soweit, daß der Hörkanal sich in senkrechter Position befindet, und der Patient eine, für ihn, angenehme Lage einnimmt. Der Behandler (Therapeut) steht oder setzt sich an das Kopfende des Patienten und achtet selbst auf eine bequeme und aufrechte Sitzhaltung, so daß er die in Reichweite aufgestellten Gegenstände gut erreichen kann. Zur Sicherheit des Patienten legen Sie das Tuch über Hals, Schulter und Kopfbereich, um eine Verschmutzung oder Versengung durch eventuell herunterfallende Aschenteile zu vermeiden.

Nun zünden Sie eine der Ohrkerzen an ihrem langen Teil, bzw. dort wo die Kräuter eingebettet sind, an. Stecken Sie diese dann, *mit der nicht brennenden Seite*, durch eine leichte Drehbewegung und sanftem Druck in den Gehörgang. Achten Sie darauf, daß die Ohrkerze richtig sitzt und senkrecht über dem Trommelfell steht. Es genügt schon eine Einführung von weniger als einem Zentimeter in den äußeren Gehörgang, nur dicht muß die Ohrkerze sitzen! (siehe Abbildung auf der nächsten Seite)

Sollte der Patient an Ohrenschmerzen leiden, ist es ratsam am weniger bzw. nicht schmerzenden Ohr mit der Behandlung zu beginnen. Dadurch besteht die Möglichkeit, daß die Schmerzen im anderen Ohr, während der Behandlung schon etwas nachlassen.

Bei einem störenden Husten/-reiz, kann man vor der Behandlung die Schleimhäute der Nase mit einem nassen Wattestäbchen befeuchten. Dadurch läßt der Hustenreiz nach.

Halten Sie die Ohrkerze locker zwischen Zeige- und Mittelfinger, ein Teil der Hand liegt dabei auf der Ohrmuschel auf (siehe Bild). Durch das Auflegen der Hand auf das Ohr, vermitteln Sie dem Patienten auch ein Gefühl der Geborgenheit. Achten Sie darauf, daß die Ohrkerze nicht zusammengedrückt wird, sonst verliert sie ihre Wirkung.

Lassen Sie nun die Ohrkerze bis zur Markierung (roter Strich) oder 2/3 tel der Ohrkerzenlänge abbrennen. Fragen Sie ab und zu den Patienten nach seinem Wohlbefinden und was er dabei fühlt. Dies ist vor allem bei der ersten Anwendung sehr wichtig, damit Sie wissen, wie der Patient auf die Ohrkerzenbehandlung reagiert.

Während des Abbrennvorganges, vernimmt der Patient ein leises Rauschen und Knistern und je weiter die Ohrkerze abbrennt, um so mehr intensiviert sich die Wärme auf den Außen- und Innenohrbereich, der sehr angenehm und wohltuend ist. Der entstehende Unterdruck (sehr sanft) ist mit einem leichten Soggefühl zu vergleichen und zu spüren.

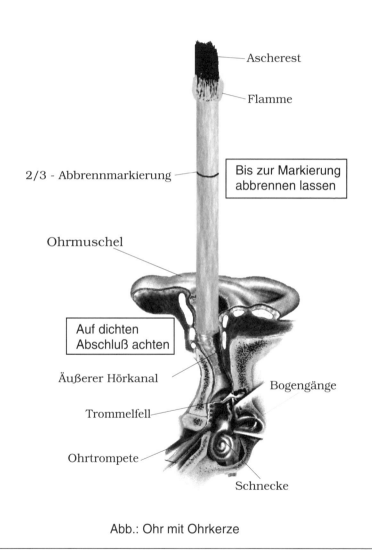

Abb.: Ohr mit Ohrkerze

Entfernen Sie nur solche Aschenreste, die herunterzufallen drohen. Machen Sie nicht den Fehler, daß Sie die noch festen Aschenteile abschneiden. Dies könnte zur Folge haben, daß ein heißes Aschenteil von der Ohrkerze in den Gehörgang fallen könnte und dort eine kleine Verbrennung hinterläßt. Dieser Vorgang wäre nicht zu entschuldigen und ist ein grober Kunstfehler.

Eine sehr einfache Methode, den Ascherest zu entfernen, ist, in dem man ein Wattestäbchen nimmt und es im bereitgestell-

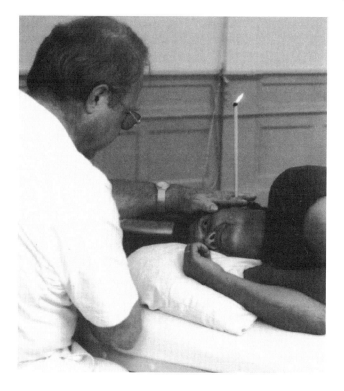

Bild: Bei einer meiner Behandlungsvorführungen

ten Wasserglas anfeuchtet. Wenn sich nun die Asche nach unten krümmt, kann mit dem feuchten Wattestäbchen die Asche von unten nach oben abgestreift werden, ohne daß sie herunterfallen kann, da die Asche von der Feuchtigkeit des Wattestäbchen angezogen wird.

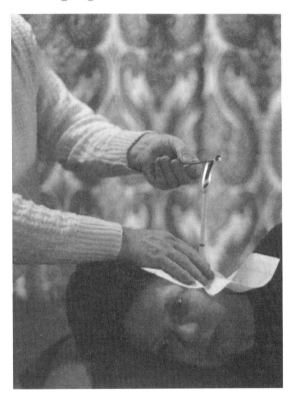

Bild:

Mit einem nassen Wattestäbchen ist die Asche sehr einfach abzunehmen, wie auf dem Bild zu sehen ist.

Zudem kann man z.B. ein Papiertuch nehmen und dort die Ohrkerze durchstecken. Dadurch wird der Klient nicht von evtl. herunterfallende Ascheteile verschmutzt.

Wenn die Ohrkerze ihre 2/3 tel Länge oder bis zur Markierung abgebrannt ist, wird der Ohrkerzenrest vorsichtig aus dem Gehörgang entfernt und im bereitgestellten Wasserglas oder Wasserschale abgelöscht.

Kontrollieren Sie nun den äußeren Gehörgang auf kondensierte Rauchrückstände und überschüssiges Ohrenschmalz. Dieser Vorgang läßt sich am besten mit einem Ohrlöffelchen bewerkstelligen.

Wichtig !

Benützen Sie für diesen Reinigungsvorgang keine Wattestäbchen, sonst schieben Sie die Ablagerungen und Kondensatrückstände wieder in den Gehörgang zurück und das Trommelfell wäre erneut verstopft. Bei Patienten, die an Asthma oder Bronchialerkrankungen leiden, könnte es zu einem Husten kommen. Fordern Sie diesbezüglich den Patienten auf , den Mund leicht zu öffnen, um den Hustenreiz zu vermeiden.

Wenn Sie die Rückstände aus dem äußeren Ohrkanal sauber entfernt haben, können Sie mit einem ölgetränktem Wattestäbchen den äußeren Gehörgang ausreiben. Man kann dazu ein Ohrenöl oder ein gutes Kaltpressöl verwenden.

Das Ausreiben des Gehörganges mit einem Ohrenöl verhindert, daß bei sensiblen Patienten ein Juckreiz nach der Ohrkerzenbehandlung entsteht.

Patienten, die vor der Ohrreinigung Angst haben, sollten diesen Reinigungsvorgang selbst vollziehen (siehe auch Selbstbehandlung auf Seite 49) und kontrollieren Sie dann nochmals nach.

Nun kann sich der Patient auf die andere Körperseite legen und das andere Ohr kann behandelt werden. Gehen Sie in der gleichen Reihenfolge wie beim ersten Ohr vor.

Nach Abschluß der Behandlung lassen Sie den Patienten wieder auf dem Rücken liegen. Lagern Sie ihn bequem, decken Sie ihn mit einer Decke zu, damit er nicht zu frieren beginnt und sich geborgen fühlt. Geben Sie nun dem Patient eine 15 bis 20 Min. dauernde Nachruhezeit. Dies ist vor allem bei Patienten mit niedrigem Blutdruck sehr zu beachten.

Je nach Wunsch des Patienten können Sie auch den Behandlungsraum etwas verdunkeln, eine Kerze anzünden und leise entspannende Musik spielen lassen. Diese Nachruhezeit ist für den Genesungsverlauf von großer Bedeutung und sollte nicht unterbewertet werden..

Nach der Nachruhezeit legen Sie die Handinnenflächen auf beide Ohren des Patienten und drücken gleichzeitig mit einem sanften Druck auf seine Ohrmuscheln. Das bewirkt, daß ein gleichmäßiger Druckausgleich im Innenohr stattfindet.

Lassen Sie nun den Patienten langsam aufsitzen, befragen ihn nach seinem Wohlbefinden und lassen Sie ihn noch ein paar Sekunden in dieser Position verharren. Der Patient sollte erst dann entlassen werden, wenn er sich ausgeglichen und wohl fühlt. Danach kann der Behandlungsraum gelüftet werden.

Dann habe ich gehört, daß dieser Kondensatrückstand von einem Hersteller als Unreinheit des Gehörgangs und des Ohres bezeichnet wird. Er empfiehlt sogar, den Ohrkerzenrest aufzuschneiden, um die darin angeblich aus dem Ohr stammenden Ohrrückstände und Unreinheiten zu prüfen.

Ich bin der Meinung, daß mit solchen Unwahrheiten Patienten nur verunsichert werden und halte es für Scharlatanerie aus diesen Rückständen sogar Krankheiten ablesen zu wollen!

Noch ein kleiner Tip! Mit ein paar Fasern Mull oder Watte unten, welche man unten in den Schaft der Ohrkerze einführt, kann man vermeiden, daß der Kondensatrückstand in den Gehörgang fällt. Nicht zu viel, damit der Käuterweihrauch noch seine Wirkung entfalten kann. >>Wie gesagt, nur ein paar Fasern!<<

Weiter Hinweise für Selbsbehandler

Möchten Sie die Ohrkerze bei sich selbst anwenden (Singelbehandlung) empfehle ich Ihnen folgende Durchführung:

Treffen Sie, wie oben beschrieben, die selbe Vorbereitung. Zusätzlich benötigen Sie einen Spiegel und ein ca. 20 x 20 cm großes Stück Aluminiumfolie, in der Sie in der Mitte, z.B. mit einem Bleistift ein Loch durchdrücken und außen herum einen ca. 2 cm hohen Rand hochbiegen. Diese Aluminiumfolie dient dazu, herunterfallende Asche aufzufangen und Sie nicht verschmutzen.

Halten Sie ebenfalls während des Abrennvorgangs die Ohrkerze, zwischen Zeige- und Mittelfinger, senkrecht.

Dies können Sie nun mit diesem bereitgestellten Spiegel überprüfen. Die Hand bleibt dabei über der Aluminiumfolie.

Nun können Sie die Ohrkerze voll genießen bis zur deutlichen Wärmezunahme an Ihrer Hand. In dieser Endphase schauen Sie wieder in den Spiegel, damit Sie sehen, wieweit die Ohrkerze abgebrannt ist, um sie dann im richtigen Augenblick herauszunehmen.

Danach kommt, wie gewohnt die Ohrreinigung und die Nachruhezeit. Bei der Ohrreinigung ist es sinnvoll, das zu reinigende Ohr nach unten zu halten, damit bei der Reinigung des Gehörgangs die eventuell zurückgebliebenen Kondensatrückstände herausfallen können und nicht in den Gehörgang weiter hineinfallen.

13. KAPITEL

Ohrmassage - Kurzanleitung

Die Ohrmassage, wie sie hier beschrieben wird, ist als eine einfache Durchführung für den Laienbehandler gedacht.

Gehen Sie folgendermaßen vor :

Der zu Behandelnde liegt bequem auf dem Rücken und Sie stellen sich an das Kopfende Ihres Patienten. Nehmen Sie Kontakt mit ihrem Patienten auf, indem Sie beide Ohrmuscheln mit Ihren Handinnenflächen berühren.

Nehmen Sie eine energetisch leitende Massagecreme und reiben Sie beide Ohren großflächig damit ein, eventuell auch Warzenfortsatz und Halslymphstränge. Sie nehmen nun die Ohrläppchen des Patienten zwischen Daumen und Zeigefinger und beginnen nun mit großflächigen Ausstreichungen über die gesamten Ohrmuscheln. Diesen Vorgang können Sie mehrmals wiederholen.

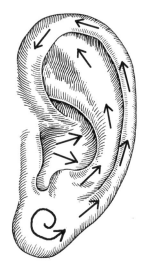

Beginnen Sie wieder mit Daumen und Zeigefinger am Ohrläppchen (Kopfzone - siehe Bild) und führen, mit leichtem Druck, kreisende und knetende Bewegungen durch.

Führen Sie die Kreis - und Knetbewegungen im gleichen Rhythmus, langsam und gefühlvoll über die gesamten Ohren fort. Beginnen Sie immer am Ohrläppchen, also an der Kopfzone und massieren Sie immer nach unten, d.h. in Richtung der Fußzonen. Sie wissen ja, Sie haben den gesamten Menschen in Ihren Händen und Ihr Patient soll sich wohl fühlen und in guten Händen wissen.

Abb.: Massagerichtung des Ohrs

Die Ohrkerze in Theorie und Praxis

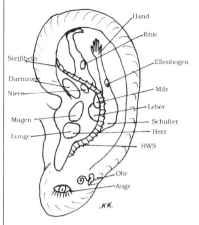

Abb.: Der Mensch im Ohr
(Grobe Einteilung)

Schauen Sie sich ausführlich die Zeichnungen auf dieser Seite an, damit Sie wissen welche Ohrzonen Sie gerade in den Fingern haben und in welche Richtung Sie massieren müssen.

Auch eine Ohrmassage, die Sie bei sich selbst durchführen, auch ohne Ohrkerze, ist zu jeder Tageszeit möglich und wird Sie entspannen.

Viel Spaß dabei !

Was ist eine energetisch leitende Creme ?

Die energetisch leitende Creme wird überall dort eingesetzt, wo sich der energetische Fluß, der eingecremten Körperpatie, verstärkt oder aufrecht gehalten werden soll. Die Creme besteht in der Regel aus einer Salbenemulsion und zugesetzte Mineralstoffen, die eine energetisch leitende Eigenschaft besitzen. Beim Eincremen von großen Körperpartien kann man diese zuerst mit etwas Wasser befeuchten, die Salbe läßt sich dann besser verteilen. Auf Grund der Emulsionsbasis ist die Salbe nicht fettend oder schmierend.

Eingesetzt werden kann die Salbe außer zur Ohrmassage auch zur Fußreflexzonentherapie, zum Entstören von Narben wie z.B. Operationsnarben, Geburtsnarben, usw., zur APM (Akupunkt - Massage) , deshalb wird sie auch als APM-Creme bezeichnet. Bei der APM fördert sie den energetischen Fluß in den Meridianbahnen.

Die Ohrkerze in Theorie und Praxis

14. KAPITEL

Vorschläge zur Indikation der Ohrkerzen

Wie ich schon in Kapitel 8, beschrieben habe, erarbeitete ich ein eigenes Konzept für die Indikation meiner Ohrkerzen, aufgebaut nach dem Wirkungsgrad und der Intensität (siehe Tabelle). Es kommt immer darauf an, was für Beschwerden ich behandeln möchte.

1. Möchte ich die Ohrkerze für allgemeines und körperliches Wohlbefinden benützen, weil es mir gerade danach ist und mir Entspannung bringt.
2. Möchte ich einen akuten Beschwerdenfall behandeln...
3. Möchte ich chronische Beschwerden behandeln...

Zu 1.:

Man benutzt immer eine milde Ohrkerze z.B. Honig Neutral oder eine Ohrkerze, die Sie in ihrer Wirkungsweise schon kennen und sowieso zur Prophylaxe benützen. War der Tagesverlauf ziemlich streßig, können Sie auch die Zimaya - Ohrkerze anwenden.

Zu 2.:

Bei akuten Beschwerden wie z. B. Grippe, Husten, Bronchitis, Migräne, Kopfschmerzen, beginnender Angina, Stirn- und Nebenhöhlenentzündungen, gehe man immer nach der Symptombehandlung vor. Was für eine Ohrkerze man dabei benützt, entscheidet das vorhandene Krankheitsbild.

Ich wähle immer eine Ohrkerze mit der höchst möglichen Intensität, passend für das Krankheitssymptom. Dies ist aus der Tabelle ersichtlich. Hier können Sie am Anfang, je nach Verfassung des Patienten bis zu drei Behandlungen an einem Tag durchführen und vergessen Sie bitte nicht die Nachruhe.

Je nach Besserung der Beschwerden sind am darauffolgenden Tag eventuell nur noch ein bis zwei Behandlungen erforderlich. Als Nachbehandlung und Prophylaxe können Sie nun noch alle zwei bis drei Tage, bis zur völligen Genesung, die Behandlungen fortführen.

Zu 3.:

Gehen Sie nach dem Einschleichprinzip vor. Ich beginne überwiegend mit der Honig Neutral Ohrkerze, je nach Beschwerden, um zum einen eine Reinigung der Poren im äußeren Gehörgang zu erzielen, zum anderen gewöhnt sich der Körper an die Ohrkerzenbehandlung und entspannt sich durch die sanfte Wirkungsweise. Viele Patienten mit chronischen Beschwerden sind auch psychisch belastet und körperlich erschöpft. Diese Patienten leiden zusätzlich unter den latenten Folgen ihrer Krankheit. Hier sollten zuerst diese psychischen Belastungssyndrome behandelt werden. Dabei ist, meiner Erfahrung nach, am besten mit der Zimaya - Ohrkerze zu beginnen.

Wenn diese psychischen Symptome abgeklungen sind, kann man an die wirklichen Ursachen und Beschwerden besser herankommen und behandeln. Während die psychischen Symptome nach und nach abklingen, sind meinen Erfahrungen nach die eigentlichen Krankheitssymptome auch schon etwas abgeklungen und für den Patienten erträglicher geworden. Für diese psychischen Belastungen sind ca. 3 bis 4 Behandlungen erforderlich. Fahren Sie dann mit den weiteren Behandlungen nach dem Einschleichprinzip fort (siehe Tabelle). Chronische Beschwerden sollten in der Regel zwei bis drei mal in der Woche behandelt werden, bis zur Genesung.

Pollenallergie:

Bei Pollenallergien sollte man das ganze Jahr hindurch 1 bis 2 mal pro Monat eine Ohrkerzenbehandlung als Prophylaxe und zur Unterstützung der immunspezifischen Abwehr durchführen. Circa 3 bis 4 Wochen vor dem Pollenflug, auf den allergische Reaktionen folgen, sollte man nach meinen Erfahrungen 1 bis 2 mal die Woche eine Ohrkerzenbehandlung durchführen. Während der Pollenflugzeit, sofern es nötig erscheint, kann 1 x täglich eine Ohrkerzenbehandlung gemacht werden. Nach der Pollenflugzeit fährt man mit den monatlichen Behandlungen zur Prophylaxe fort, soweit dies nötig erscheint.

In der Regel behandle ich bei Pollenallergie mit der Blüten Yin - Yang - Ohrkerze. Sollten Sie eine Testmethode erlernt haben, z. B. den Kienesiologietest, können Sie an Hand eines Testes die geeignete Ohrkerze herausfinden.

Ansonsten kann man auch bei Pollenallergien, Heuschnupfen und Heufieber, wie bei den unter Abschnitt 2 beschriebenen akuten Beschwerden, vorgehen.

<u>Tinitus:</u>

Tinitus ist für die Ohrkerze eine besondere Herausforderung. Je nach dem, welche Ursache der Tinitus hat ist die Behandlung erfolgreich oder weniger erfolgreich.

In der Praxis hat sich deshalb folgendes bewährt:
Ich rate jedem Tinitusbetroffenen zunächst 5 oder 6 Behandlungen mit Schwedenkräuter, im abstand von zwei bis drei Tagen, durchzuführen.

Wurde nach diese Behandlungsserie der Ton des Öhrgeräuschs tiefer, bzw. hat sich verändert ist oder schwächer geworden, empfehle ich auf jeden Fall weiterzumachen, den dann hat die Ohrkerzenanwendung einen positive Einfluß auf diese Krankheit.

Das mit dem tiefer werdenden Ton hat folgende Bewandtnis: Je weiter die Blutgefäße sich verschließen (sklerodisieren) desto feiner werden die Verwirbelungen in den Gefäßen, desto höher wird der Ton. Fängt nun die Entschlackung an, geht der Prozeß rückwärts und die hohen Töne lassen dann als erstes nach und sind dann auch ein Zeichen dafür, daß sich die Blutgefäße und Kapillare wieder öffnen, bzw. entschlacken.

Bei Tinitus sollten mindestes 12 - 15 Behandlungen, über einen Zeitraum von 2 bis 3 Monaten angesetzt werden.

Nach diesem Zeitraum, war bei vielen Tinitusbetroffenen der Tinitus dann soweit abgeklungen, daß diese wieder ein normales, streßfreies Leben nach gehen konnten.

Zur weiteren Prophylaxe ist eine Ohrkerzenanwendung im Monat sehr zu empfehlen.

Bei Streß, Depressionen und sonstigen psychischen Erscheinungen, behandle ich mit der Zimaya - Ohrkerze. Auch chronische Verlaufsformen beinhalten meistens eine latente psychische Belastung, besonders bei jahrelangen Tinitus. Ich behandle solche Beschwerden immer am Anfang einer Therapie, um eine günstigere Ausgangsbasis für den weiteren Behandlungsverlauf zu schaffen.

Des weiteren kann man die Ohrkerze für den Druckausgleich vor und nach langen Höhenflüge benutzen. Vor dem Flug bewirkt die Ohrkerze natürlich auch eine Streß- und Angstminderung, bei Personen, welche vor dem Fliegen etwas Angst haben. Ebenso vor Prüfungen, Auftritten (sie wurde auch schon bei Sportlern eingesetzt!) oder anderen Ereignisse vor den einem etwas aufgeregt ist oder Lampenfieber bekommt, ist die Ohrkerze als beruhigendes Mittel einsetzbar und bestimmt sinnvoller als Beruhigungstabletten/-tropfen mit Nebenwirkungen.

Ansonsten können Sie Ohrkerzenbehandlungen durchführen, wann

Sie das Bedürfnis danach haben. Die Ohrkerze wird Sie von Ihrem täglichen Streß befreien und entspannen, ein beruhigendes, wohltuendes Gefühl wird der Lohn dafür sein.

15. KAPITEL

Wie teste ich :
Eine Kurzanleitung für den Kinesiologietest

Der Kinesiologietest ist ein angewandter Muskeltest, d.h., daß man über die Muskeln eines Menschen feststellen kann, ob ein Produkt für den Betroffenen geeignet ist oder nicht. Ist das Produkt geeignet, reagiert der Körper positiv darauf und der Muskel, mit dem man den Test durchführt, wird stärker. Ist das Produkt ungeeignet, reagiert der Muskel mit Schwäche.

Der Kinesiologietest ist eine allgemein anerkannte Testmethode, die sich hauptsächlich Menschen im medizinischen und therapeutischen Bereich immer mehr zunutze machen, er ist von jedem erlernbar.

Bevor man mit dem Test beginnt, sollte man folgendes beachten: Beide Personen (der Tester und der zu Testende) sollten nach Möglichkeit alle geschlossenen Metallgegenstände ablegen. Das Bewußtsein sollte klar sein, d.h. Alkohol, Drogen oder andere Medikamente wie Psychopharmaka sollten nicht im Spiel sein, da diese Mittel sich störend auf den Kinesiologietest auswirken. Es könnte zu falschen Ergebnisse kommen. Die Testperson sollte emotional frei und neutral gegenüber der zu testenden Person sein, so daß von ihr keine Beeinflussung ausgeht.

Man geht wie folgt vor:

Die zu testende Person streckt einen Arm seitlich waagrecht aus, und versucht diesen fest in dieser Position zu halten. Der Tester steht seitlich versetzt vor der Testperson und legt seine Hand auf die Schulter, an der Seite, wo der Arm der Testperson herunterhängt. Die andere Hand legt der Tester auf das vordere Drittel des ausgestreckten Arms der Testperson (siehe Bild !).

Der Tester verhält sich gedanklich neutral. Während die Testperson ihren ausgestreckten Arm waagrecht fest hält und die Worte: „Ja, ja, ja", spricht, versucht der Tester dabei mit leichtem Druck den Arm herunterzudrücken.

Bei den Worten „Ja", sollte der Tester eine zunehmende Kraft im Arm der Testperson verspüren oder der Arm sollte zumindest waagrecht in der Ausgangsposition bleiben.

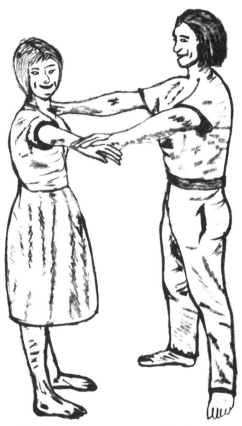

Testperson   Tester
Abb: Position für den Kinesiologietest

Wiederholen Sie nun diesen Vorgang, nur daß diesmal der Klient die Worte: „Nein, nein, nein", spricht. Wird jetzt der Arm, während er die Worte „Nein" spricht, heruntergedrückt, sollte der Arm der Testperson nach unten nachgeben bzw. eine deutliche Kraftminderung zu spüren sein.

Ist dieser Versuch wie beschrieben verlaufen, funktioniert der Muskeltest. War das nicht der Fall, sollten Sie den Ablauf auf eventuelle Fehlerquellen überprüfen und den Test noch einmal wiederholen. Beachten Sie auch, daß der Muskeltest bei öfterem Wiederholen meist auch nicht mehr funktioniert, bzw. nachläßt.

Wenn der Test jetzt korrekt abläuft, gibt man dem Klienten den zu testenden Gegenstand in die andere Hand (hier eine Ohrkerze), er soll sich den Gegenstand dann vor die Brust halten. Der andere Arm wird waagrecht ausgestreckt. Der Tester nimmt nun wieder die gleiche Position ein, wie oben beschrieben.

Der Tester sagt nun zum Klienten „Halten" und drückt zum selben Augenblick den Arm mit gewohntem Druck nach unten. Gibt der Arm nach, bzw. zeigt Schwäche, wäre der ausgetestete Gegenstand nicht, bzw. momentan nicht für diese Person geeignet. Bleibt der Arm aber in seiner Position bzw. nimmt an Kraft zu, so hat der Gegenstand einen positiven Einfluß auf den Klienten.

Nehmen Sie die Ohrkerze mit dem größten Kraftzuwachs.

Sollte der Kinesiologietest trotz mehrerer Versuche nicht funktionieren oder Sie trauen ihm nicht, so verfahren Sie nach dem Einschleichprinzip, d.h. mit einer Ohrkerze, die eine schwache Reizwirkung hat beginnen und langsam steigern (siehe Tabelle Seite 80).

16. KAPITEL
Begleittherapien zur Ohrkerzenbehandlung

Zur Ohrkerzenbehandlung, soweit es erwünscht oder erforderlich ist, kann eine Begleittherapie von größtem Nutzen sein. Diese Begleit - oder Kombinationstherapien können zur gleichen Zeit oder zwischen den einzelnen Behandlungszeiträumen erfolgen. Diese Begleittherapien sollten mit einem Facharzt oder Heilpraktiker abgesprochen sein und nur durch das geschulte Fachpersonal (Therapeuten) durchgeführt werden.

Hier ist es sehr wichtig, die einzelnen Therapieformen der Ohrkerzentherapie, übereinstimmend mit dem Krankheitsbild zu sehen. Vor allem ist es wichtig, wenn der zu behandelnde Patient bereits hochpotenzierte, homöopathische Arzneimittel für seine Beschwerden einnimmt, denn das hätte zur Folge, daß eine medikamentöse Versorgung und eine zusätzliche Ohrkerzenbehandlung nicht miteinander harmonieren würden. Dadurch entsteht eine gegenseitige Neutralisierung, die Wirkung der homöopathischen Behandlungen wäre gleich Null.

Darum wäre es falsch anzunehmen, wenn der ungeübte Laie, der meint etwas davon zu verstehen, sich nun eine Kombinationsthereapie diagnostiziert und selbst behandelt.

Kombinationsbehandlungen, die zu häufig oder zu schnell aufeinander folgen, verwirren und belasten auf Dauer den Patienten. Diese übermäßigen Anwendungen kann der Körper nicht mehr verarbeiten und somit schadet es dem betroffenen Patienten. Auch hier gilt das Sprichwort „ Allzuviel ist ungesund ".

Eine Begleittherapie ist nach meiner Erfahrung immer vor einer Ohrkerzenbehandlung anzuwenden, weil es den Wirkungsgrad der Ohrkerzentherapie erhöht.

Hier möchte ich Ihnen einige Kombinationstherapien auflisten, diese könnten im einzelnen folgendermaßen aussehen:

- ❏ - Fußreflexzonenmassage -
  - 20 min. Ruhephase -
  - Ohrkerzenbehandlung -
  - 20 min. Ruhephase -

- ❏ - Ohrmassage (große) -
  - kurze Ruhephase -
  - Ohrkerzenbehandlung -
  - 20 min. Ruhephase -

- ❏ - A.P.M. Massage o. Ohr A.P.M. Massage -
  - 20 min. Ruhephase -
  - Ohrkerzenbehandlung -
  - 20 min. Ruhephase -

- ❏ - Lymphdrainage, Kopf, Halsbereiche -
  - 20 min. Ruhephase -
  - Ohrkerzenbehandlung -
  - 20 min. Ruhephase -

- ❏ - Akupressur -
  - kurze Ruhephase -
  - Ohrkerzenbehandlung -
  - 20 min. Ruhephase -

- ❏ - Akupunktur -
  - 20 min. Ruhephase -
  - Ohrkerzenbehandlung -
  - 20 min. Ruhephase -

❏ - Sauerstoffbehandlung -
- kurze Ruhephase -
- Ohrkerzenbehandlung -
- 20 min. Ruhephase -

❏ - Energetische Behandlung, z.B. Reiki -
- kurze Ruhephase -
- Ohrkerzenbehandlung -
- 20 min. Ruhephase -

Bachblüten, sowie andere homöopathische oder verschreibungspflichtige Arzneimittel müssen immer mit dem behandelnden Arzt oder Heilpraktiker abgeklärt werden. Andere Begleittherapien sind weiter möglich und sind den Ärzten oder Heilpraktikern bekannt. Um Irritationen auszuschließen, sind die angegebenen Ruhephasen von großer Bedeutung, denn Heilung findet in der Ruhe und zwischen den Behandlungszeiträumen statt, nicht während der Behandlung!

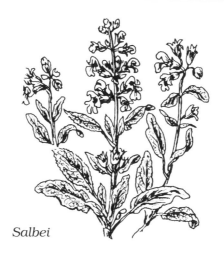

Salbei

17. KAPITEL

Bachblüten und ätherisch Öle mit der Ohrkerze

Eine interessante Therapiemöglichkeit besteht auch, indem man Bachblüten direkt mit der Ohrkerze verbindet. Man nimmt die Apilig – Ohrkerze (sieh auch Tabelle!) und gibt ein paar Tropfen der Bachblüte, die man zuvor ausgetestet hat, in die Ohrkerze. Eine andere Möglichkeit ist, einen Tropfen der Bachblüte direkt in den Gehörgang zu geben. Hier ist auf jeden Fall garantiert, daß sich die Schwingung der Bachblüte mit der der Ohrkerze verbindet und dann ebenfalls über die Lymphe weitertransportiert wird.

Ähnlich kann man mit ätherischen Ölen verfahren, indem man ein oder zwei Tropfen Öl von oben in der Kerze herunterlaufen läßt. Die Apilig-Ohrkerze nimmt dann das Öl in ihren eingebetteten Mantel auf. Am anfang nicht zu viel verwenden, da sonst, je nach verwendetem Öl, die Reizung durch die ätherischen Stoffe zu stark werden könnten. Sie können die Bachblüten und Öle ebenfalls vorher mit dem Kinesiologietest austesten.

Achtung: Der Einsatz von ätherischen Ölen und Essenzen setzt eine therapeutische Erfahrung voraus und sollte nur von Therapeuten eingesetzt bzw. verordnet werden.

Meines erachten ist es nicht sinnvoll Ohrkerzen mit Bachblüten oder ätherischen Ölen direkt anzubieten, da bei der Herstellung zuviel an Qualität der Bachblüte und besonders die ätherischen Stoffe von Ölen verlorengeht. Eigene Versuche haben gezeigt, daß das Beträufeln der Ohrkerze kurz vor der Behandlung am effektivsten war.

Die Behandlung mit der Ohrkerze in Verbindung mit anderen Schwingung, z.B. Orgonenergie, usw. ist ebenfalls denkbar.

18. KAPITEL

Behandlung von Kindern

Eine Behandlung von Kindern mit der Ohrkerze ist fast in jedem Alter möglich. Mit Säuglingen habe ich noch keinerlei Erfahrungen, Kinder ab dem dritten Lebensjahr habe ich schon behandelt.

Wenn Sie einmal in den Genuß kommen ein kleines Kind zu behandeln, achten Sie darauf, daß immer ein Elternteil oder eine Bezugsperson bei der Behandlung anwesend ist, damit sich das Kind sicher und wohl fühlt. Lassen Sie ruhig von der Mutter oder dem Vater die Hände des Kindes halten.

Die Ohrkerzenbehandlung habe ich mit Kindern immer ohne Probleme durchführen können. Sprechen Sie ruhig und erklären Sie dem Kind den Behandlungsvorgang, auch während der Behandlung. Kinder lauschen sehr gern und aufmerksam dem leisen Rauschen und Knistern des Abbrennvorganges der Ohrkerze. Nehmen Sie ruhig einen Spiegel zur Hand und lassen Sie das Kind während der Behandlung hineinschauen, es hat trotz seiner Beschwerden Gefallen daran und es ist eine willkommene Abwechslung.

Halten Sie bei Kindern die Ohrkerze wie gewohnt locker zwischen den Fingern, nur müssen Sie immer bereit sein, jede leichte Kopf- oder Körperbewegung des Kindes nachzuvollziehen, auch wenn mal die Ohrkerze dabei etwas schief steht. Die Hauptsache ist, daß die Ohrkerze nicht aus der Hand fällt und der richtige Sitz im Ohr und zum Gehörgang gewährleistet ist.

Auch bei der Behandlung von Kindern sollten immer beide Ohren hintereinander behandelt werden, damit der Druckausgleich in beiden Gehirnhälften stattfinden kann. Benutzen Sie auch bei Kindern immer zwei Ohrkerzen und brennen Sie diese, wenn möglich, immer bis zu der Markierung oder 2/3 tel der Länge ab.

Es wäre falsch, wenn Sie meinen, bei Kindern genüge nur eine Ohrkerze. Bei Kindern ist die Ohrkerzenbehandlung genauso wie bei erwachsenen Personen durchzuführen.

Im allgemeinen ist die Ohrkerzenbehandlung bei Kindern sehr zu empfehlen. Der junge Organismus weist noch eine gute Selbstregenerierung auf und es kommt dadurch meist zu einem raschen Genesungsverlauf.

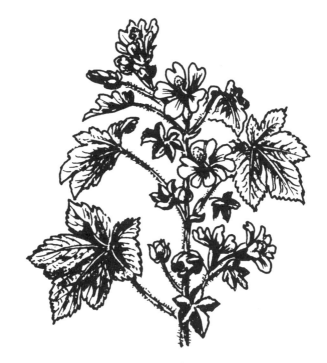

Malve

19. KAPITEL

Behandlung von Tieren

Ich konnte es kaum glauben, als ich davon hörte, daß die Ohrkerze auch bei Tieren, mit Erfolg angewendet wird. Da ich selbst bisher keine Erfahrung mit Tieren gemacht habe, lasse ich eine Tierheilpraktikerin aus Höchstädten zu Wort kommen.

Ohrkerzentherapie in der Tiernaturheilkunde

Vor einem Jahr kam ich erstmals mit der Ohrkerze in Berührung. Diese Therapie faszinierte mich ungeheuer und nach dem ich damals eine intensive Selbstbehandlung durchgeführt hatte, stellte ich mir die Frage:

„Warum man die Ohrkerze nicht auch in der Tiernaturheilkunde (die in der Menschennaturheilkunde schon eine bedeutende Rolle einnimmt) als sanfte Therapie benutzt?"

Meine ersten Erfahrungen machte ich dann mit Giovanni, einem 4-jährigen Jagd - Schäferhundmix. Giovanni litt seit seiner Kastration mit 1 Jahr an einem Ohrleiden rechts. Von Schulmedizinern und Hundefachleuten wurde das Leiden als landläufiger „Ohrenzwang" bezeichnet. Ursache: Parasiten, eingedrungener Fremdkörper, Grasgrannen oder Ohrenschmalz. Dies führt häufig zu Entzündungen des äußeren Gehörgangs (Meatus acusticus externus), welche meist bei Jagdhunden vorkommen. Bedingt durch die Anatomie des Ohrs (Hängeohr). Bei Giovanni kam dazu noch eine allgemein geschwächte Abwehr.

In der Schulmedizin wird dies mit „Pillen" in Emulsionen behandelt. So ist für mich <u>die</u> Ohrkerze <u>die</u> Naturmedizin, ohne den Patienten zusätzlich zu belasten, um eine Freisetzung und Reinigung der verstopften Poren zu erlangen. Gleichzeitig aktiviert es die körperliche Abwehr.

Nun mußte ich nur noch meine Theorie in die Praxis umsetzen. Wie sollte ich Giovanni mit einer brennenden Ohrkerze nahe kommen, geschweige ihm diese in den Gehörgang zu drehen, ohne daß er Angst bekommt und davon läuft.

Vor der Behandlung gab ich ihm die wohl bekannte Bachblütenmischung Rescue. Auf dem Boden sitzend legte ich mir seinen Kopf auf mein Bein, brachte ihm die brennende Ohrkerze unter Zureden näher und drehte sie dann vorsichtig in den

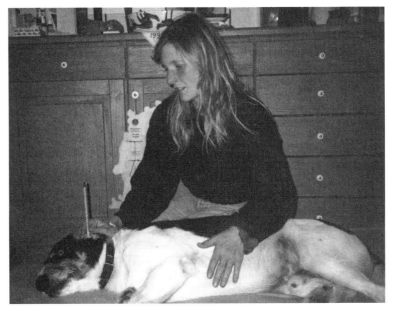

Giovanni läßt sich jetzt gerne seine Ohrenkerzen setzten, er braucht auch keine Rescuetropfen mehr vor der Behandlung.

Gehörgang ein. Giovanni wurde anfangs etwas unruhig, was ich auf das Geräusch der Kerze zurückführte. Nach Sekunden aber fing er an sich zu entspannen und ließ die Therapie geschehen.

Nach der ersten Behandlung traten verstärkte Reaktionen, wie Schütteln des Kopfes auf, die sich aber nach einigen Minuten wieder legten. Nach der Behandlung war der Gehörgang vermehrt mit Sekretmasse belegt, welche jetzt bequem entfernt werden konnte.

Die Behandlung führte ich danach jeden 2. Tag in der 1. Woche und jeden 3. Tag in der 2. Woche fort (akutes Stadium). Jetzt bekommt Giovanni sein homöopathisches Konstitutionsmittel mit begleitender Ohrkerzen - Therapie im vierwöchigen Rhythmus. Hierzu verwende ich die Honig - Neutral - Ohrkerzen, welch ich zusätzlich mit Eukalyptus- und Rosmarin Öl beträufle. Nun hat Giovanni nur noch selten Ohrprobleme. Auch meine Hündin Chalu bekommt prophylaktisch im 4-wöchigen Rhythmus ihre Ohrkerze.

Ich bin sicher, daß die Ohrkerze in der Tiernaturheilkunde eine große Rolle einnehmen wird. Durch unsere industrialisierte, hochmoderne Zeit wird die Lärmbelästigung durch Radio, Fernseher, Flugzeuge, Autos etc. immer weiter zunehmen.

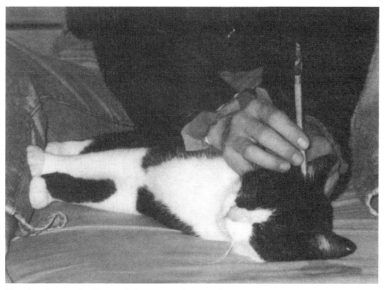

Nach einem halben Jahr gewohnter Ohrkerzensitzungen gesellte sich immer öfter unser Kater Plato zur Behandlung. Schnurren und sichtlich die Flamme ignorierend, umkreiste er Mensch und Ohrkerzen. Nun ist er nur noch zufrieden zu stellen, wenn er für 1-2 Minuten die Ohrkerze schnurrend genießen darf.

Hunde, Katzen usw. empfinden dies als weitaus störender als wir Menschen und werden somit rascher zu Hörproblemen kommen.

An dieser Stelle möchte ich mich ganz herzlich bei Klaus Krauth bedanken, der mir in seinem Buch Platz gegeben hat, dies zu schreiben und vor allem bedanke ich mich bei der Natur, die mir sanfte Heilmittel zur Verfügung stellt und die mich Tiere begegnen läßt, die mir ihr Vertrauen schenken und mich lehren.

Heike Nitsche
    Tierheilpraktikerin, im Oktober 1996

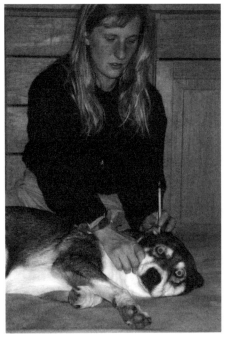

Chalu - 9jährige Senner - Mix - Hündin
bei der 4 - wöchentliche Prophylaxe

20. KAPITEL

Fallbeispiele aus der Praxis

☐ Ich kann zu dieser Therapie nichts spektakuläre schreiben. Der Grund, warum ich die Ohrkerzen eingesetzt habe, waren meine beiden Söhne (9/11). Beide hatten wegen Vergrößerungen im lymphatischen Rachenring eine verlegte Nasenatmung. Besonders nachts mußten darum Nasentropfen appliziert werden.

Wie so oft, kam mir der Zufall zu Hilfe. Ich las eine Anzeige und bestellte also Ohrkerzen. Konnte hierbei auch die Vorteile Ihrer Ohrkerze im Vergleich zu denen von B...* feststellen. Neben der spezifischen Kräuterwirkung sind auch die unterschiedlichen Lumen (Durchmesser) bei Ihnen von Vorteil.

Ich habe also meine Söhne ¼ Jahr lang behandelt, beginnend mit der Neutralen (noch von B...*) danach mit Thymian, beendet mit Kräuter. Sie haben beide jetzt wieder eine normale Nasenatmung.

Ich stehe zu dieser Therapie und werde sie auch in meiner Praxis auf jeden Fall, nach entsprechender Indikation, anwenden. Ich hoffe dann auch weiterhin auf eine gute Zusammenarbeit mit dem Team vom Blue Anathan Verlag.

Eingesandt von Simone Müller, HP-A, Jena

*Aus wettbewerbsrechtlichen Gründen wurde auf die Veröffentlichung des Ohrkerzenherstellers verzichtet. *Anmerkung des Verlags!*

☐ **Chronischer Fall.** Patientin mit starken, nicht nachlassenden Tinitus. Auch mitunter wegen Durchblutungsstörungen in der Halsvene.

Wöchentliche Fußreflexzonenmassage mit vorausgehender Ohrkerzenbehandlung mit unterschiedlichen Sorten. Nach drei Monaten hatte die Patientin kaum noch etwas bemerkt und hatte nur noch selten einzelne Geräusche.

Wie die Patientin selbst bestätigte, hatte sie überhaupt keine Achtung mehr darauf und es sei (das Geräusch) auch fast verschwunden. Auch das wohlige, wärmende Geräusch während der Behandlung entspannt sie oft so, sodaß sie während der Behandlung manchmal einschläft.

Also wir machen weiter !!!

Eingesand von Charlotte Meyer, Fußreflexzonentherapeutin., Pirmasens.

☐ **Akuter Fall.** Patient: 35 Jahre alt, starke Stirn- und Nebenhöhlenbeschwerden.

Patient kam um 8 Uhr: ich behandelte ihn mit der Knoblauchohrkerze. Nach der Behandlung, bzw. während der Ruhezeit, heftige Reaktion und Sekretfluß.

2. Behandlung am selben Tag, 18 Uhr: Ohrkerze gut vertragen, Weiterbehandlung mit Knoblauch. Während und nach der Behandlung starker Sekretfluß. Patient konnte nach der 2. Behandlung schon durch die Nase atmen.

3. Behandlung am nächsten Tag, 8 Uhr: Patient konnte relativ gut schlafen, atmete gut durch die Nase. 3. Behandlung mit Knoblauch, Patient fühlt sich gut. Nach der Ruhephase nur noch leichter Sekretfluß.

4. Behandlung am selben Tag, 18 Uhr, mit Knoblauch. Patient fühlt sich nach der 4. Behandlung sehr gut. Wir machten noch eine 5. Behandlung an dem darauffolgenden Tag. Dem Patienten ging es weiterhin gut, er konnte ohne weitere Medikamente und Krankmeldung seiner Arbeit nachgehen.

❏ Fall einer 62jährigen Patientin. Hatte vor 3 Jahren ein Schleudertrauma und seither Schwindel.

Nach 8x Energetisch - Statischer Therapie machte ich der Patientin Ohrkerze Honig - Neutral (da sie Neurodermitikerin ist, wählte ich die Mildeste), danach noch ein Tag Schwindel. 2x Ohrkerze Honig - Neutral nach 3 Tagen: ab dem 2. Tag allgemein weniger Schwindel. 3x Ohrkerze Zimaya nach drei Tagen: Seither sind drei Monate vergangen und der Schwindel ist seither auch weggeblieben.

Eingesandt von E. Madleine Gabriel, APM - Therapeutin,
CH - Schaffhausen.

❏ Bei dieser Therapie handelt es sich um meinen Sohn. Er kam zu mir mit Heuschnupfen. Ein ständiges Brennen in den Augen, Atemschwierigkeiten und teilweise eine tropfende Nase waren die Symptome.

Da ich seine Geschichte besonders gut kenne, machte ich zuerst eine Behandlung mit der Zimaya-Ohrkerze und sofort anschließend begann ich mit der Blüten Yin-Yang. Bereits nach der ersten Behandlung verspürte er eine deutliche Verbesserung; das Brennen ließ überraschend schnell nach. Wir machten in eine Woche 3 Sitzungen mit der Kerze „Blüten - Yin - Yang". Zwei weitere Behandlungen in der zweiten Woche schlossen die Behandlung ab.

Er ist seit dieser Zeit völlig beschwerdefrei.

Wir wollen jedoch im nächsten Frühjahr achtsam sein, ob sich allenfalls noch Symptome zeigen. Es ist mir jedoch bewußt, daß psychosomatische Belastungen mitspielen und dies bei jeder Art von Behandlung mitberücksichtigt werden sollte.

Eingesandt von Markus Oetliker, Fußreflexzonentherapeut und
prozessorientierte Körperarbeit, CH - Kloten

❐ Chronischer Fall. Patientin: 68 Jahre alt, Hörschwäche seit 9 Jahren und psychisch belastet.

Die Behandlungen wurden 3 mal pro Woche, im Einschleichprinzip, durchgeführt. Ich führte 3 Behandlungen mit der Zimaya - Ohrkerze durch, um die psychische Belastung abzubauen. Danach 2 Behandlungen mit Kräutern. Nach der 5. Behandlung berichtete die Patientin, daß sie etwas besser höre. Nach weiteren 3 Behandlungen mit Schwedenkräutern, konnte die Patientin wesentlich besser hören.

Nach insgesamt 12 Behandlungen konnte die Patientin ohne Hörgerät gut hören, sie war auch psychisch nicht mehr belastet. Ihre Medikamente für die Durchblutung nimmt sie weiter. Ich empfahl ihr einmal monatlich eine Ohrkerzenbehandlung als Prophylaxe durchzuführen.

❐ Chronischer Fall. Patientin: 26 Jahre alt, seit Geburt Nasenscheidewandverkrümmung. Seit 10 Jahre Sinusitis und Nasenpolypen.

Patientin stand kurz vor der Operation, Nasenpolypenentfernung und Nasenverkrümmungskorrektur. Patientin konnte sehr schlecht durch die Nase atmen. Sie versuchte es mit meiner Ohrkerzentherapie. Behandlungsintervall 3 x pro Woche. 2 Behandlungen mit Thymian, 2 Behandlungen mit Schwedenkräutern, 8 Behandlungen mit Knoblauch.

Nach der 2. Behandlung leichter Sekretfluß und leichte Besserung der Atmung. Nach jeder Behandlung verbesserte sich ihr Zustand. Nach der 12. Behandlung erfolgte eine ärztliche Kontrolle und Röntgen. Sinusitis und Nasenpolypen waren verschwunden. Patientin mußte sich nur noch die Nasenwandverkrümmung durch OP korrigieren lassen. Nach OP hat die Patientin noch 4 Behandlungen als Prophylaxe durchgeführt.

❒ Chronischer Fall. Patientin: 73 Jahre alt, Gesichtsneuralgie seit 3 Jahren.

Patientin war ziemlich depressiv, da die Ärzte ihr erklärt haben, sie könnten außer der medikamentösen Versorgung nichts weiter für sie tun und somit müsse sie mit ihrer Neuralgie leben!

Wir versuchten es, denn so ein Symptom hatte ich noch nicht behandelt! Ich behandelte sie zuerst, um ihre Depressionen wegzubekommen, 3 x mit Zimaya. Ihre Stimmungslage besserte sich. Danach habe ich 3 Behandlungen mit Schwedenkräutern durchgeführt, die Nervenschmerzen sowie das Zucken im Wangenbereich ließen nach, auch konnte die Patientin besser schlafen. Nach weiteren 4 Behandlungen mit Knoblauch waren die Nervenschmerzen, sowie das Gesichtszucken verschwunden.

Die Patientin konnte nun ohne Schmerzen leben und schlafen. Wir führten noch zur Prophylaxe weitere 5 Behandlungen mit Knoblauch durch. Nach der letzten Behandlung berichtete die Patientin mir, daß sie auch besser sehen könne und ohne Brille die Zeitung wieder lesen kann. Wohl eine positive Nebenwirkung!

❒ Akuter Fall. 8 - jähriges Kind. Hals- und Mandelbeschwerden mit Fieberschüben, die im 3 bis 4 monatlichen Rhythmus auftraten.

Behandlung erfolgte einmal täglich. Die ersten beiden Tage mit Schwedenkräutern, danach 4 Behandlungen mit Knoblauch. Nach den ersten 2 Behandlungen, konnte das Kind wieder schlucken und es kam zu einem starkem Sekretfluß ohne Fieber. Nach den weiteren Behandlungen waren alle Symptome verschwunden. Es wurden die Behandlungen im zweiwöchigen Rhythmus, über einen Zeitraum von einem Monat, zur Prophylaxe fortgeführt. Weitere Beschwerden traten nicht mehr auf.

❏ **Chronischer Fall. Patientin: 52 Jahre alt, Schwindelgefühl seit 6 Jahren**

Patientin erzählte mir, daß sie seit 6 Jahren an Schwindelgefühl leidet. Die ärztlichen Bemühungen waren umsonst. Sie hatte das Gefühl, nicht mehr ernst genommen zu werden. Weil die Ärzte nichts finden konnten, wurde ihr Schwindelgefühl als Simulation hingestellt.

Patientin kam damals schwankend zur Behandlung. Nach 4 Behandlungen im Einschleichprinzip waren die Schwindelgefühle verschwunden. Wir haben danach noch 3 Behandlungen zur Prophylaxe durchgeführt. Behandelt habe ich zuerst 2 x mit Zimaya, 2 x mit Schwedenkräutern, 3 x mit Knoblauch. Die Patientin war sehr überrascht von der raschen Genesung.

❏ **Chronischer Fall, Patient: 21 Jahre alt und seit 10 Jahren Pollenallergie (Heuschnupfen) auf Süßgräser. (Selbstbehandler)**

Patient kam Ende Mai, mit Begleitperson zu mir. Ich habe beide in die Anwendung der Ohrkerze eingewiesen und alles Wissenswerte erklärt. Ich testete die Ohrkerze aus und führte die erste Behandlung unter meiner Aufsicht durch. Die anderen Behandlungen erfolgten zu Hause, wir blieben in telefonischer Verbindung.

Behandelt wurde mit Blüten Yin - Yang, in Abwechslung mit Schwedenkräutern. Der Patient berichtete mir, daß er die Pollenflugzeit ohne nennenswerte Allergie Reaktionen gut überstanden habe. Ich empfahl ihm 1 bis 2 mal pro Monat die Behandlungen fortzuführen, zur Prophylaxe.

☐ Chronischer Fall. Patient: 48 Jahre alt, Ohrensausen und Schwindelgefühl seit 3 Jahren.

Ärztliche Versorgung mit Infusionen und durchblutungsfördernde Medikamente ohne wesentlichen Erfolg.

Patient war mit der Ohrkerzenbehandlung einverstanden. Behandlung 2 x wöchentlich im Einschleichprinzip. Ich behandelte ihn 1 x mit Honig Neutral, 2 x Kräuter, 2 x Schwedenkräuter und weitere Behandlungen führte ich mit der Knoblauch - Ohrkerze durch. Nach 6 Behandlungen waren die Schwindelgefühle verschwunden. Im Laufe der Behandlungszeit nahmen die Ohrgeräusche ab.

Er berichtete mir, daß das Ohrensausen auch tagsüber des öfteren auf längere Zeit verschwunden war, und schlafen könne er auch besser. Nach 14 Behandlungen waren die Beschwerden so weit abgeklungen, daß er meinte, man könne es nun dabei belassen. Er führte noch weitere 5 Behandlungen 1 x wöchentlich zu Hause durch. Die Beschwerden waren zu 90 % verschwunden.

☐ Chronischer Fall. Patientin: 35 Jahre alt, seit der Jugend Nebenhöhlenbeschwerden, zwei mal OP.

Behandlungen 2 x wöchentlich mit Thymian, nach 5 Behandlungen konnte sie wieder durch beide Nasenöffnungen atmen. Weitere Behandlungen wurden mit der Knoblauch - Ohrkerze durchgeführt. Nach 8 Behandlungen waren die Schwellungen und Beschwerden soweit abgeklungen, daß sie sich wieder wohl fühlte. Wir setzten noch weitere 4 Behandlungen mit Knoblauch, im zwei wöchentlichen Rhythmus, fort. Beschwerden traten nicht mehr auf.

❏ **Chronischer Fall. Tinitus Patient: 38 Jahre alt und depressiv veranlagt.**

Behandlung im Einschleichprinzip, 3 x wöchentlich. Behandlung mit 3 x Zimaya, 3 x Schwedenkräuter, 8 x Knoblauch. Beschwerden waren nach den ersten 6 Behandlungen erträglicher geworden und die Depressionen waren ebenfalls nicht mehr vorhanden.

Nach weiteren 2 Behandlungen ließen auch die Ohrgeräusche merklich nach, traten zeitweilig in den Hintergrund. Nach den darauffolgenden Behandlungen kam es zu einem Kommen und Gehen der Ohrgeräusche, die zeitweilig Stunden andauerten. Nach 14 Behandlungen traten die Beschwerden nur noch unter Streßsituationen auf. Patient setzte seine Behandlungen 1 x wöchentlich fort. Zur weiteren Prophylaxe behandelt sich der Patient einmal monatlich zu Hause weiter.

❏ **Chronischer Fall. Patient: 72 Jahre alt. Seit 21 Jahren Asthma und starke Bronchitis mit starkem Auswurf und Hustenanfällen.**

Ich behandelte ihn täglich eine Woche lang mit Thymian. Die bronchialen Beschwerden ließen merklich nach und auch das Atmen fiel dem Patienten leichter. Danach setzte ich die Behandlungen mit Schwedenkräutern fort. Die Hustenanfälle wurden geringer und der Patient konnte auch besser atmen und schlafen. Nach 16 Behandlungen ging es dem Patienten so gut, daß er nur noch über vorhandene Atembeschwerden berichtete. Patient behandelt sich 2 x wöchentlich mit Thymian selbst weiter.

Chronischer Fall. Patientin: 25 Jahre alt, mehrmalige Polypenoperationen im Alter zwischen 5 u. 10 Jahren. 1980/81 größerer Operation. Weitere Operationen Mai 1984 - Nasenpolypenentfernung, Kieferhöhlenöffnung, Nasenmuschelabtragung. Mai 1987 und März 1992 die selben Operationen nochmals. Seit der ersten OP im Mai 1984 Druckkopfschmerz in Stirn- und Nebenhöhlenbereich.

Ohrkerzentherapie im November 1994. Nach der 1. und 2. Sitzung keine Veränderung, nach der 3. Behandlung ist das Schwindelgefühl und die Kopfschmerzen sind deutlich geringer geworden. Nach der 4. Sitzung kein Schwindel mehr und nach 4 Tagen zunehmende Sekretbildung (zähes, gelbliches Sekret).

Am Sa. 19.11.94, für kurze Zeit Verlust des Geschmackssinns (bekanntes Symptom von Zeiten jeweils vor OP)

Nach Weiteren Behandlungen Rückgang der Sekretion und ende November 94 wesentliche Besserung aller Beschwerden.

Selbstverständlich habe ich auch Patienten behandelt, bei denen ich nach zwei bis drei Behandlungen die Therapie abgebrochen habe. Meist waren es Patienten, die von der Ohrkerzentherapie zu große Genesungserwartungen gehabt haben (es ging ihnen eben zu langsam !). Ich lehnte auch Patienten, die unter Einfluß von Psychopharmaka standen, ab.

Auch alle Personen, die Anforderungen wie an ein pharmazeutisches Medikament stellen, auf sofortige Wirkung hoffen oder gar die Ohrkerze als ein Wunderheilmittel ansehen, sollten von einer Ohrkerzentherapie ablassen, denn sie würden nur enttäuscht werden.

Wie schon erwähnt, sollte die Ohrkerze von dem zu Behandelnden angenommen und akzeptiert werden, denn nur so kann eine Naturheilmethode als vorbeugende und heilende Maßnahme ihren Erfolg haben.

21. KAPITEL
Wichtiges kurz gefaßt

1. Die Ohrkerze ist kein Medikament im Sinne des Arzneimittelgesetzes.
2. Die Ohrkerze ist nur zur äußeren Anwendung gedacht und stellt eine physikalische Ordnungstherapieform dar.
3. Die Ohrkerzentherapie ist eine Reiztherapie.
4. Die Nachruhezeit unbedingt einhalten, da die Ohrkerzenanwendung eine vorübergehende blutdrucksenkende Wirkung hat.
5. Nach der Behandlung kann es zu kurzzeitiger Verstärkung der Symptome kommen. Diese treten meistens nur nach der ersten und / oder zweiten Behandlung auf.
6. Starke Reizwirkung auf Ohr und Hals deuten darauf hin, daß die Intensität der Ohrkerze zu hoch angesetzt wurde.
7. Ein Jucken im Gehörgang nach der Behandlung kann man beheben, indem man den Gehörgang mit einem, in Ohrenöl getränkten Wattestäbchen ausreibt.
Achtung:
Sollte das Jucken auch nach Tagen nicht weggehen, besteht der Verdacht, einer evtl. länger bestehenden Pilzinfektion (z.B. Candida albicans !). Lassen Sie sich dann diesbezüglich von einem Facharzt untersuchen.
8. Nach der Behandlung darf das Ohr eine Zeitlang (ca. 1h) nicht verschlossen werden (z.B. mit Watte oder ähnlichem), da sonst Überreaktionen, wie starker Hustenreiz, Hitzewallungen oder ähnliches entstehen könnten.
9. Sollte die Ohrkerze rauchen, wären folgende Ursachen zu beheben:

a: Den Sitz der Ohrkerze im Ohr überprüfen → sie muß dicht abschließen !

b: Im Raum darf keine Zugluft sein und die Ohrkerze nicht mit der Ausatemluft anblasen !

c: Wenn der abgebrannte Docht oberhalb der Flamme zu lang

wird, raucht die Ohrkerze ebenfalls. Dieser Dochtrest kann mit einer Dochtschere oder mit einem nassen Wattestäbchen abgenommen werden.

→ den Docht ca. 3 - 4 cm oberhalb der Flamme abnehmen !

10. Ausnahme:
Die Knoblauchohrkerze erzeugt beim Abbrennen einen leichten Schwelrauch sowie einen typischen, leichten Knoblauchgeruch. Die Asche ist hart, spröde und zerbricht leicht. Daher sollte beim Abnehmen der Asche vorsichtig vorgegangen werden.

LETZTES KAPITEL

Zukunftsüberlegungen

Inzwischen gibt es auch Anstrebungen die Ohrkerze bei Suchtkrankheiten, Ängsten (Phobien) und bei starken psychosomatischen Erkrankungen einzusetzen. Auf Grund dessen, daß die Ohrkerze auch vegetativ wirkt, wird man in diesen Bereichen bestimmt hilfreiche Ergebnisse erreichen.

Hier ist auch der einzelne Anwender und Therapeut gefragt, sich neue Einsatzgebiete zu eröffnen, denn manche Dinge kann man erst herausfinden, wenn man den Mut hat, neu Anwendungsmöglichkeiten auszuprobieren.

Zum Schluß

wünsche ich allen Ohrkerzenanwendern ein erfolgreiches Gelingen, mit dem Ziel, die schlummernden Selbstheilungskräfte in unserem Körper zu aktivieren und zu einer ganzheitlichen Genesung beizutragen.

------------------------------ **TABELLE** ------------------------------

Ohrkerzensorte	Einsatzgebiet
Honig - Neutral	Zur Prophylaxe, allgemeine Ohrhygiene, Streß, Entspannung, Kopfdruck, evtl. bei Augendruck und bei Allergieverdacht durch Ohrkerzen mit Kräuterzusätzen
Zimaya	Ideal bei Streß, Depressionen, Unlust, Labilität, Unausgeglichenheit, psychosomatischen Erscheinungen, körperliche Erregungszustände, Kopfdruck und bei Erschöpfungszustände.
Thymian	Befreiend für Atemwege, bei Schnupfen, Husten und Heiserkeit, Asthma, Bronchitis Erkältungskrankheiten.
Kräuter	Altersbedingte Ohrgeräusche, Hörschwäche, Kopfdruck, Migräne, Erkältung.
Weihrauch	Besonders bei Nervenleiden einzusetzen. Weiter bei Streß, Depressionen, Labilität, Unausgeglichenheit, psychosomatischen Erscheinungen.

Die Indikationen dieser Tabelle entstanden aus der Erfahrung durch Ohrkerzenanwendungen und stellen kein absolute Sicherheit des Einsatzes der entsprechenden Ohrkerze dar.

Reizwirkung		Wirkungsweise & Sonstiges
sehr mild	1	• Sehr sanfte Wirkung • Als Einstiegskerze zum Therapieaufbau • Gute feinstoffliche Schwingung
sehr mild	1	• Als Einstiegskerze zum Therapieaufbau besonders bei psychisch labilen Patienten • Wirkt desinfizierend • Hohe feinstoffliche Schwingung
mild, sanfte Reizwirkung	2	• Wirkt desinfizierend • Hohe feinstoffliche Schwingung
leichte Reizwirkung	3	• Wirkt desinfizierend, steigert die Blut - und Energiezirkulation, aktiviert den Lymphfluß und die Entschlackung • Gute nachhaltige Wirkung auf den Therapieverlauf • Hohe feinstoffliche Schwingung
mild, sanfte Reizwirkung	3	• Besonders bei Nervenleiden und psychisch labilen Patienten • Wirkt desinfizierend • Hohe feinstoffliche Schwingung

⇧ Intensität und Reihenfolge
im Einschleichverfahren

Schwedenkräuter	Altersbedingte Ohrgeräusche, Hörschwäche, Kopfdruck, Migräne, Erkältung
Knoblauch	Bei Bronchitis, Erkältung, Neben- , Stirnhöhlenbelastungen, Sinusitis, Angina, Gleichgewichtsstörungen, Ohrgeräusche, Neuralgien im Kopfbereich und Polypen.
Blüte Yin - Yang	Ideal bei Streß, Depressionen, Unlust, Unausgeglichenheit, psychosomatischen Erscheinungen und Pollenallergien.
Gewürz - Spezial	Zur Propylaxe, allgemeiner Ohrhygiene, Streß, Entspannung, Kopfdruck, evtl. bei Augendruck
Apilig	Ist eine neutrale Spezialohrkerze zum Einträufeln von ätherischen Ölen und Bachblüten oder anderen Essenzen. Der eingebettete Mantel saugt die Flüssigkeit auf und hält Sie fest.

starke Reizwirkung	4	• Wie bei Kräuterkerze, nur verstärkte Wirkung. • Wirkt desinfizierend, steigert die Blut - und Energiezirkulation, aktivert den Lymphfluß und die Entschlackung • Sehr gute nachhaltige Wirkung auf den Therapieverlauf • Sehr hohe feinstoffliche Schwingung
sehr starke Reizwirkung	5	• Starke entschlackende, anregende und desinfizierende Wirkung für Stoffwechsel und Lymphe • Sehr gute nachhaltige Wirkung auf den Therapieverlauf • Sehr hohe feinstoffliche Schwingung
mild, sanfte Reizwirkung	2	• Wirkt desinfizierend • Wirkt eigenständig, besonders gut im Einsatzgebiet • Gute nachhaltige Wirkung auf den Therapieverlauf • Sehr hohe feinstoffliche Schwingung
mild, sanfte Reizwirkung	2	• Als Einstiegskerze zum Therapieaufbau • Sehr sanfte Wirkung • Hohe feinstoffliche Schwingung
Reizwirkung hängt von den verwendeten Öle und Essenzen ab		**Achtung:** Der Einsatz von ätherischen Ölen und Essenzen setzt eine therapeutische Erfahrung voraus und sollte nur von Therapeuten eingesetzt bzw. verordnet werden.

⇧ Intensität und Reihenfolge im Einschleichverfahren

━━━━━━━━━━━━━━━━ PATIENTENKARTE ━━━━━━━━━━━━━━━━

Die auf den nächsten beiden Seiten abgebildete Vorder - und Rückseite einer Patientenkarte, welche ich für meine Patienten verwende, kann ich jedem nur empfehlen.

Patientenkarte Ohrkerzentherapie

Angaben z. Patient/in:

Name: _____ m/w, Alter _____

Krankheitsbild : _____

Frühere Erkrankungen, Operationen, Unfälle : _____ \ ☐ Begleittherapie ☐ Basistherapie

Andere Behandlungen : _____

Allg. Patientenzustand : _____

Ohrkerzengröße: ☐ 5mm ; ☐ 6 mm ; ☐ 7 mm \ Ohrkerzensorte : _____

Behandlung ab : _____ Behandlungszeiträume : ___ x täglich ; ___ x wöchtl. ; ___ x monatl.

Datum	Reaktionen in den Behandlungsintervallen / Verträglichkeit	Ohrkerzensorte

Sie erleichtert den Überblick über den Behandlungs - und Genesungsverlauf und ist eine sehr gute Erinnerungsstütze für wiederkehrende Behandlungen über einen größeren Zeitraum.

> *Patientenkarten sind beim Verlag erhältlich* <

Datum	Reaktionen in den Behandlungsintervallen / Verträglichkeit	Ohrkerzensorte

Nach wieviel Behandlungen hat sich der Zustand geändert:

Welche Beschwerden haben sich gebessert:

Behandler:

---------- **PATIENTENBRIEFE** ----------

Sehr geehrter Herr Krauth!

Ich möchte mich bei Ihnen recht herzlich bedanken für die von Ihnen bekommene Ohrkerzentherapie, die mir sehr gut bekommen ist.

Da ich seit Fbr. 1992, mit 59 Jahren einen Gehörsturz hatte, (Schwerhörigkeit, Gleichgewichtsstörungen und Ohrensausen im linken Ohr) wurde ich in den Ruhestand versetzt. Von verschiedenen Ärzten hatten ich nur wenig Besserung, trotz Infusionen und verschiedenen Tabletten. Im letzten Jahr bekam ich im rechten Ohr ein Rauschen.

Als ich vor etwa 4 Monaten von der Ohrkerzentherapie von Ihnen erfuhr und die Therapie begann, habe ich schon sehr guten Erfolg. Die Gleichgewichtsstörungen sind weg und auch das Rauschen hat sich gebessert, oft ist es für Stunden (auch schon halbe Tage) verschwunden.

Ich hoffe, da meine Frau mir die Ohrkerze regelmäßig macht, daß sich das Rauschen ganz verliert. In diesem Sinne möchte ich mich bei Ihnen nochmals recht herzlich bedanken für Ihre Hilfe. Da ich und meine Frau sehr glücklich sind über den Erfolg, dank der Ohrkerzen, sind Sie herzlichst gegrüßt.

Hochachtungsvoll Anton E.   11.1.95

Sehr geehrter Herr Krauth!

Ich möchte mich bei Ihnen recht herzlich bedanken für die von Ihnen bekommene Ohrkerzentherapie, die mir sehr gut bekommen ist.

Da ich seit Ikr. 1992, mit 59 Jahren einen Hörsturz hatte, (Schwerhörigkeit, Gleichgewichtsstörungen u. Ohrensausen im linken Ohr) wurde ich in den Ruhestand versetzt. Von verschiedenen Ärzten hatte ich nur wenig Besserung, trotz Infusionen und verschiedenen Tabletten. Im letzten Jahr bekam ich im rechten Ohr ein Rauschen. Als ich vor etwa 4 Monaten von der Ohrkerzentherapie von Ihnen erfuhr u. die Therapie begann, habe ich schon sehr guten Erfolg. Die Gleichgewichtsstörungen sind weg u. auch das Rauschen hat sich viel gebessert, oft ist es für Stunden (auch schon halbe Tage) verschwunden. Ich hoffe, da meine Frau mir die Ohrkerzen regelmäßig macht, daß sich das Rauschen ganz verliert. In diesem Sinne möchte ich mich bei Ihnen nochmals recht herzlichst bedanken für Ihre Hilfe. Da ich und meine Frau sehr glücklich sind über den Erfolg, dank der Ohrkerzen sind Sie herzlichst gegrüßt.

Hochachtungsvoll

Anton E.   11.1.95

Bad Immnau 10.12.1994

Sehr geehrte Damen und Herren

Mit diesen Zeilen, möchte ich Ihnen danken für Ihre Arbeit, ebenso wünsche ich Ihnen gnadenreiche Feiertage so wie ein gesundes neues Jahr.

Es ist mir ein Bedürfnis, Ihnen über den überaus großen Erfolg den ich durch die Ohrkerzentherapie erfahren durfte, zu berichten. Vor 1 ½ wurden mir die Nasenpolypen entfernt. Da dieselben trotz ärztlicher Überwachung voll nachwuchsen und starke Kopfschmerzen und Atemnot verursachten, lies ich mir einige male die Ohrkerzentherapie geben, Nach ¼ - jähriger Kontrolle beim Facharzt H.N.O. Dr. ……., bekam ich den positiven Befund, von einer Operation abzusehen, da die Polypen, wie ein Wunder stark zurück sind.

Ebenso sind die starken Kopfschmerzen der Stirn- und Kieferhöhlen verschwunden und die Atemwege frei.

Möchte Ihnen somit bestätigen, daß die Ohrkerzentherapie mir große Heilung brachte. Mit freundlichen

Gruß Sr. ……….

Bad Nauheim, 10.12.1994

Sehr geehrte Damen und Herren,

Mit diesen Zeilen möchte ich Ihnen danken für Ihre Arbeit. Ebenso wünsche ich Ihnen gnadenreiche Feiertage sowie ein gesundes neues Jahr.

Es nötigt mich ein Bedürfnis, Ihnen über den ihnen großen Erfolg, den ich durch die Ohrkerzentherapie erfahren durfte, zu berichten. Vor 12 Jahren wurden mir die Nasenpolypen entfernt. Da dieselben trotz ärztlicher Überwachung wieder voll nachwuchsen und starke Kopfschmerzen und ständige Verstopfung bewirkten, ließ ich mir einige Male die Ohrkerzentherapie geben. Nach 5 jähriger Kontrolle beim Facharzt H.N.O. Dr. [...] bekam ich den positiven Befund, von einer Operation absehen zu dürfen, da die Nasenpolypen stark zurückgingen.

Solgner, wie ein Dauer-Kopfschmerz an der Stirn und Kiefer- [...] sowie die starken [...] sind verschwunden. Ich bin so glücklich, daß die Ohrkerzentherapie mir Hilfe brachte, ich spreche diese allen meinen [...] eine große Heilung bracht. Mit freundlichen Gruß [...]

Ohrkerzenbehandlung

Vor dieser Behandlung mit der Ohrkerze, hatte ich sehr starkes donnern und allerlei laute Töne im Kopf. Diese Geräusche sind fast verschwunden. Auch fühle ich mich in einer körperlichen und nervlichen besseren Verfassung. Auch habe ich oft Kopfschmerzen gehabt, die jetzt nicht mehr da sind.

Bettina R.

EIGENE NOTIZEN

Vitamine und Mineralstoffe in der Praxis

Ein Handbuch für den tägliche Gebrauch

Ein hervorragendes Werk, das für jeden gedacht ist, der schnell und übersichtlich die Informationen über Vitamine, Mineralstoffe und Spurenelemente zu Hand haben möchte, ohne lange suchen zu müssen. Deshalb ist dieses Handbuch auch eine sehr gute Ergänzung zu bereits vorhandenen Bücher über diese Thematik.

Mit Tabellen, Wechselwirkungen zwischen und innerhalb den Vitamine und Mineralstoffen, Aufnahmeförderung und Aufnahmebehinderung, Mangel- und Überdosiererscheinungen, Wirkungsweise, medizinischer Einsatz (Indikationen), Medikamentengruppen, Risikogruppen, täglicher Bedarf nach Alter aufgegliedert, Blutnormalwerte.

Über 15 Vitamine und mehr als 20 Mineralstoffe und Spurenelemente *in verständlicher Form!*

Taschenbuch für DM/SFR 19,80 beim Blue Anathan Verlag erhältlich

Neuerscheinung

Das HEXAGRAMM-PROGRAMM

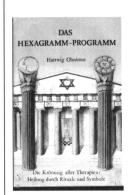

ist eine Therapieform, die den Menschen zur Bewußtwerdung und Ganzheit führt.

WILLST DU DEN KÖRPER HEILEN;
MUSST DU ERST DIE SEELE HEILEN.

Diese Kernaussage ist die Grundlage dieses einzigartigen Heilungsgeschehens. Das Wesen des HEXAGRAMM-PROGRAMM´s ruht auf drei Säulen:

1. Die SPIRITUELLE ASTROMEDIZIN klärt den seelischen Hintergrund jeder Krankheit. Sie ist für den verantwortungsbewußten Therapeuten unerläßlich, denn sie zeigt blitzschnell die Ursache und den Ausgang aus dem Leiden. Der wichtigste Punkt im Horoskop ist der Aszendent. Wird er nicht richtig gelebt, kann sich sein Thema symptomatisieren. Die unsterbliche Seele bemüht sich, den Irrweg zu korrigieren und weist über die Körperorgane auf die seelischen Probleme hin.

2. Die OFFENBARUNGSTHERAPIE offenbart durch innere Bilder und Reisen den verborgenen Sinn des Leidens und leitet wahre Heilung über einen Gesinnungswandel ein. Anders als die Reinkarnationstherapie, die versunkenen Erinnerungen aus der Vergangenheit nachjagt, realisiert die OFFENBARUNGSTHERAPIE ein Heil, das in der Zukunft liegt.

3. INITIATIONEN in die GROSSEN MYSTERIEN des CHRISTENTUMS. Jesus Christus konnte heilen, und seine Jünger konnten es auch, nachdem Er sie zu Aposteln gemacht hatte. Die großen Geheimnisse der christlichen Mystik sind die reinste Fundgrube für wahre Heilung, die weder Medizin noch Psychologie jemals leisten können. Was auch immer dem Menschen im Leben zugestoßen sein mag, in der klaren Erkenntnis um das Wirken der kosmischen Gesetze söhnt er sich liebevoll mit seinem Schicksal aus, die Selbstheilungskräfte wirken, und er findet seinen individuellen Weg zu GOTT.

Taschenbuchausgabe ca. 480 Seiten,   42,90 DM
ab Mai 1998 erhältlich,

Vorbestellung möglich

Ohrkerzen

Spezial - Kräuter und Gewürzohrkerzen aus der Herstellung des Autors. In 10 verschiedenen Sorten mit hoher therapeutischer Wirkung. 100 % reines Naturprodukt, tropffreie Qualität.

Folgende Ohrkerzensorten sind lieferbar:

- ➢ Honig - Neutral
- ➢ Kräuter
- ➢ Thymian
- ➢ Schwedenkräuter
- ➢ Knoblauch
- ➢ Blüten Yin - Yang
- ➢ Zimaya
- ➢ Gewürz – Spezial
- ➢ Weihrauch
- ➢ Apilig

Lieferbar in 3 verschiedenen Durchmessern (5, 6, 7 mm). Sondergrößen bis 10 mm Durchmesser, sowie andere Ohrkerzensorten, sind nach Ihren Wünschen möglich.

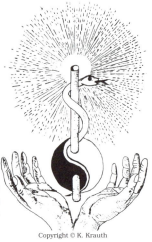

Copyright © K. Krauth

Therapeutische Naturprodukte

Klaus Krauth, Hauptstraße 48

72175 Dornhan - M'z

Fordern Sie kostenlose Informationen an und bestellen Sie bei:
Blue Anathan Verlag, Stockächerstr. 5, 78727 Bochingen
Tel: 074?? / ?? 23 / 83063

BAV-Verlag & Versand
Am Wettbach 15,
72336 Balingen
Tel: 07433-930 864
Fax: 07433 –930 865

Die Ohrkerze in Theorie und Praxis